고령자 한방진료

이와사키 코우 · 타카야마 신 지음
이와타 켄타로 감수 권승원 옮김

고령자 한방진료

KOUREISHA NO TAMENO KANPOU SHINRYO
by Koh Iwasaki, Shin Takayama, Kentaro Iwata
Supervised by Kentaro Iwata
Copyright © Koh Iwasaki, Shin Takayama, Kentaro Iwata, 2017
All rights reserved.
Original Japanese edition published by Maruzen Publishing Co., Ltd.
Korean translation copyrights © 2018 by Jisang Publishing Co.
This Korean edition published by arrangement with Maruzen Publishing Co., Ltd., Tokyo,
through HonnoKizuna, Inc., Tokyo, and EntersKorea Co., Ltd.

추천의 말

이와사키 코우 선생, 타카야마 신 선생의 저서이자 이와타 켄타로 선생이 감수한 《고령자 한방진료》를 처음 받아 보고는 매우 감명을 받았습니다. 이 책 저술에 참여한 모든 선생들은 '합리적인 사고회로(思考回路)', '기존의 상식에 사로잡히지 않는 진리탐구(眞理探究)의 자세' 마지막으로 '양명학적 지행합일(知行合一)의 행동력'을 가지고 있습니다.

이 세상 어디에서든 이러한 자질을 가지고 있는 사람들 덕에 '변혁'은 시작됩니다.

수천 년의 역사를 지닌 동아시아 전통의학은 19세기 이후 한동안 그 기를 펴지 못했습니다. 화려한 근대 서양의학 체계의 웅비 앞에 '시대에 뒤떨어진다'는 평판을 듣거나, 어떤 때는 '미신', '속임수'라는 매우 부당한 낙인이 찍혀 버린 적도 드물지 않아, 이를 갈며 버텨온 의사들도 적지 않습니다.

이번에 여기 모인 이 3명의 전사를 통해 이 암운을 걷어낼 책을 출간하게 된다고 하니 매우 기쁨을 감출 수가 없습니다. 편견에 사로잡히지 않은 유연한 정신을 가진 분들이 한 분이라도 더 이 책을 읽길 기원합니다.

신주쿠 카이죠우빌딩 진료소 이사장
츠루카메 한방센터

니시모토 케이지

저자소개

감수/저자

이와타 켄타로(岩田健太郎 ; Iwata Kentaro)

1997년 시마네의과대학 의학부 의학과 졸업. 오키나와현립 츄부병원 연수의. 1998년 미국 세인트루이스 루즈벨트병원 내과 레지던트, 2001년 미국 베스 이스라엘 메디컬센터 감염증 펠로우, 베이징 인터네셔널 SOS 클리닉 가정의를 거쳐 2004년 가메다종합병원 감염증 내과부장, 종합진료감염증과 부장이 되었다. 2008년부터 고베대학대학원 의학연구과 미생물감염증학 강좌 감염치료학 분야교수, 저서로 《극론으로 말하는 감염증내과》(마루젠출판), 《고령자를 위한 감염증 진료》(마루젠출판), 외 다수.

저자

이와사키 코우(岩崎 鋼 ; Iwasaki Koh)

1990년 토호쿠대학 의학부 졸업, 토호쿠대학 대학원 의학계연구과 (내과학계) 수료, 의학박사. 토호쿠대학 대학원 의학계연구과 선진한방치료의학강과 준교수, 임상교수 등을 거쳐 현재 노인간호보험시설인 엔센 센다이 동시설장.

(주요업적)
- 억간산의 치매에서의 BPSD개선작용의 검증. J Clin Psychiatry. 2005 Feb;66(2):248−52.
- 반하후박탕의 흡인성 폐렴 예방효과 발견. J Am Geriatr Soc. 2007;Dec:55(12):2035−40.
- 기체점수의 작성. Complementary Therapies in Medicine. 2012;Aug:20(4):207−17.
- 일본노년의학회. 《고령자의 안전한 약물요법 가이드라인 2015》, 12장 '한방약 동아시아 전통의약품' (집필), Geriatr Gerontol Int. 2017;May;17(5):679−688, 외 한방 관련 영문 원저 40편.

타카야마 신(高山 真 ; Takayama Shin)

1997년 미야자키의과대학 의학부의학과 졸업 후, 야마가타시립병원 사이세이칸 연수의, 야마가타현립 신조병원 내과의사, 이시노마키적십자병원 순환기내과 의사를 거쳐 2010년 토호쿠대학 대학원 의학계연구과 의학박사 과정 수료, 2010년 뮌헨대학 마취과 통증클리닉에 유학하여 귀국 후 토호쿠대학 대학원 의학계연구과 선진한방치료의학 강좌강사, 2012년 같은과 종합지역 의료센터 준교수, 2015년부터 토호쿠대학 병원 종합지역의료 교육지원부분 주교수, 부교수, 같은 한방내과 부진료과장, 저서로 일본노년의학회 《고령자의 안전한 약물요법 가이드라인 2015》, 12장 '한방약, 동아시아 의약품' (집필)이 있다.

목 차

제2부 각론

들어가며

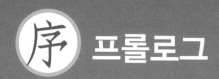

序 프롤로그

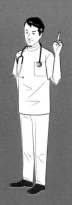

이와타가 전하는 한방진료의 세계 이야기

1. 우연과 우연히 부른 '해후'
2. 인과관계, 전후관계…
3. 눈앞의 환자에게 최선을 다한다
4. 한방진료의 세계관도 구조주의적 분류 중 하나

이 책은 동양의학, 한방진료에서 1인자로 손꼽히는 이와사키 코우 선생, 타카야마 신 선생이 쓴 '고령자 한방진료'입니다. 제가 이 책의 '감수'를 맡았다곤 하나, 사실 본 콘서트에 앞서 흥을 돋우기 위해 노래하는 '콘서트 초대가수' 정도의 역할입니다.

자! 이 책은 고령자 진료를 담당하고 있으나, 아직 한방약을 사용해 본 적이 없거나, 갈근탕이나 작약감초탕 같은 처방을 고작 몇 번 사용해 본 정도인 독자를 대상으로 한 입문서입니다.

어느 영역이든 독자성이나 독특한 세계관 같은 것이 있는데, 이런 내용은 입문자에게 상당히 어렵게 다가옵니다. 저는 이 책의 감수자로서 이와사키 선생과 타카야마 선생이 체득한 세계관에 대한 도입부로써 여러분들이 이 장을 읽어주시길 바랍니다. 그래서 콘서트의 분위기를 띄우는 '콘서트 초대가수'라고 자칭했습니다. 본 콘서트 전에 흥을 돋기 위한 초대공연을 하는 상황에 비유하고자 합니다. 물론, '초대공연은 됐어~ 얼른 콘서트 주인공이

나와죠!'라고 하실 분들도 계실 것입니다. 그런 분들은 일단 이 항목을 건너뛰고 바로 본론에 들어가 주세요.

초대공연은 여러분의 흥을 돋우고, 마음을 편하게 해서 쉽게 본론에 들어가게 하는 것을 목적으로 합니다. 그 때문에 조금은 '의미 없는 내용'을 적어보려 합니다. 저와 한방진료의 인연에 관한 내용입니다. 독자들께서 '어쩌다 이와타가 한방 관련 이야기를 하게 된 것인지?'라고 질문하실 지도 모르니까요.

1. 우연과 우연히 부른 '해후'

저와 한방의 첫 만남은 꽤 오래 전으로, 정확히는 1992년 전후로 기억합니다.

저는 당시 그다지 시원치 않은 시마네의 한 의대생으로 스스로의 에너지를 펼칠 곳을 찾아 방황하고 있었습니다. 마침 그때, 우연히 이즈모시에 개업하고 있던 아베 가츠토시 선생과 알고 지내게 되었습니다. 아베 선생은 매주 토요일 의대생들에게 한방교육을 하고 있었습니다. 저는 당시 특별히 한방에 빠져 있지는 않았지만, '뭔가에 빠져보고 싶던' 상태였기 때문에 일단 그 모임에 참가하면서 한방 공부를 하게 되었습니다.

아베 선생은 말을 더듬는 버릇을 가지고 있어 더듬더듬 한방에 관한 설명을 했는데, 지금도 꽤 인상에 남습니다. 저는 그 후, 다양한 이유로 우울상태에 빠졌는데, 그때 향소산을 달여 먹으라고 처방해 준 것도 아베 선생이었습니다. 유감스럽게도 그 아베 선생은 이미 고인이 되셨습니다.

그 후 4학년(?) 5학년(?)경 생리학자인 가메이 쓰토무 선생의 연구를 도울 기회가 있었습니다. 가메이 선생은 당시 인삼양영탕의 인체 생리작용이나 면역기능에 대한 영향을 연구하고 있었습니다. 시험공부로 피곤했던 학생

들과 야간에 일하는 트럭 운전수에게 인삼양영탕을 복용시키고 NK세포활성 등을 데이터로 모았습니다. 저는 그 연구 활동의 한 부분을 맡아 당시 의대생으로서는 그림의 떡이었던 노트북을 몇 대씩 사용한 데이터 입력과 해석에 참가할 수 있었고, 비록 미숙했으나 그 과정 속에서 큰 만족감을 얻었습니다. 여담이지만 이때의 경험 때문에 책이나 TV, 웹상에서 선전하는 '면역력을 높인다'는 건강기능식품이나 비급여 진료 항목류는 거의 믿을 가치가 없다는 것도 배웠습니다. NK세포활성은 인간 자연면역력의 한 요소에 지나지 않으며, 그것이 오르든 내리든 직접 인간의 자연면역력에 큰 영향을 주어 갑자기 건강해지거나 병에 들거나 하지는 않습니다.

한방의학계의 1인자, 하나와 토시히코 선생과 우연히 알게 된 것도 이 즈음입니다.

사실 하나와 선생은 시마네현에 연고가 있었습니다. 당시 저는 하나와 선생의《한방진료 레슨》[*1)]을 애독했고, 너덜너덜해진 그 책을 지금도 가지고 있습니다. 하나와 선생의 사인이 거기 남아 있습니다.

그 후, 오키나와현립 츄부병원에서 연수의를 했고, 미국에 건너가 내과와 감염증 수련을 받는 동안, 한방진료 관련 공부를 할 기회는 거의 없었습니다. 미국에서 내과 전문의와 감염증 전문의 자격증을 딴 뒤, 저는 우연의 장난으로 (제 인생은 거의가 '우연의 장난'으로 이루어져 있습니다.) 중국에 가서 베이징 국제 클리닉 가정의로 근무하게 되었습니다.

중국에 갔으니, '드디어 한방을 제대로 시작했겠구나~'라고 생각하실 분들도 계실지 모르겠습니다. 그런데 그렇지 않았습니다. 중국에는 중의학(Chinese medicine)과 서양의학이 분리된 영역으로 구분되어 있어 당시 서양의로 근무했던 저로선 한방약을 처방할 권리가 없었습니다. 하지만 그 당시는 지금에 비해 시간에 여유가 있었기 때문에 정말 제대로 중의학을 공부

---

* 국내에는《한방진료 LESSON》(고려의학 刊)으로 번역 출간되어 있다.

해 볼 수 있는 둘도 없는 기회였음은 분명했지만, 제가 게을렀던 탓에 한방을 공부하지는 않았습니다. 두고두고 이때의 일을 후회합니다.

아주 편안한 중국에서의 생활이었는데, 다시 또 우연의 장난으로 1년 만에 귀국했고, 가메다종합병원에 근무하게 되었습니다.

일본은 중국과 달리 서양의학만 공부한 의사도 (잘하든 못하든) 한방약을 자유롭게 쓸 수 있습니다. 일반의사(GP)들이 항균제 사용의 원칙을 배우고, 그 훈련을 받지는 않았더라도 항균제 처방을 할 수 있는 것과 같습니다. 저는 오래된 기억을 더듬어 응급외래, 종합진료외래, 입원환자에게 한방약을 계속 처방했는데, 당시 제대로 하지 못하고 단순히 흉내만 냈음을 부정할 수 없습니다. 지금도 제대로 선생님을 모시고 공부하지 못했던 것을 반성하고 있습니다.

가메다 병원에 있던 시절에는 좋은 일도 있었습니다. 당시 소속되어 있던 종합진료, 감염증과에는 가미지 에이지 선생이 있었습니다. 그는 한방에 정통하여 제가 맥문동탕을 처방했을 때 '그 경우는 오호탕이 낫지 않을까?'라고 지적해 주는 유일한 과내 인물이었습니다. 가미지 선생은 지금 세이로카 국제병원에서 류마티스내과 전문으로 일하고 있습니다.

또 한 번의 기적이 일어났습니다. 감염증 연수를 위해 구마모토에서 카시마 마사유키 선생이 단기유학을 온 것입니다. 카시마 선생은 젊은 한방전문가로 최근 한방의학계의 에이스 같은 존재입니다. 저는 그에게 감염증을 가르쳐 주었지만, 이 기간 동안 제가 그에게 한방을 배울 기회는 없었습니다. 다만, 한방진료가 매우 심오한 것이어서 초보자가 막 해치울 수 있는 것이 아니라는 점을 그의 거대한 오로라가 제게 일깨워 주었습니다.

2008년 다시 한 번 더 '우연의 장난'을 만나 저는 생각지도 않았던 고베대학으로 이동했습니다. 당시는 몰랐는데, 고베는 예로부터 한방연구 열기가 상당한 곳이었습니다. 당시 고베대학 종합내과 교수였던 아키타 호즈카 선생이 한방세미나의 대표를 맡고 있었고, 고베대학에는 니시모토 타카시 선생이 한방진료교육에 전력을 다하고 있었습니다. 저는 이 즈음부터 제대로 한방진료를 공부하기 시작했습니다.

그런데 제가 미국에 갔던 것은 N 프로그램의 니시모토 케이지 선생 덕분인데, 니시모토 선생도 한방전문가입니다. 그리고 니시모토 선생의 소개로 이와사키 선생과 타카야마 선생도 만나게 되었습니다. 휴~ 드디어 이 책에까지 이르렀네요.

덕분에 현재 저는 일본동양의학회 한방전문의 자격을 따고, 고베대학병원 한방내과 말석을 더럽히고 있습니다. 이 책에서 제가 '콘서트 초대가수' 역할을 하게 된 이유가 바로 이렇습니다.

2. 인과관계, 전후관계…

자, 사실 '난 한방약은 도무지 못 쓰겠다'는 의사들도 많습니다. 주된 이유는 2가지입니다. 먼저

"한방의 세계관을 이해할 수 없다. (또는 믿을 수 없다.)"

다른 하나는

"한방은 근거가 없다"

입니다.

이 두 가지 이유에 대해 콘서트 초대가수인 제가 약간의 변명을 하고자 합니다.

먼저 두 번째 의견은 근거에 대한 또는 근거기반의학(evidence based medicine, EBM)에 대한 오해가 원인입니다. 사실 비슷한 오해가 한방전문가들 사이에도 적지 않습니다. '한방진료는 환자의 개별성을 중시한다. A 환자와 B 환자는 다르다. 그러니까 일괄적으로 누구든 똑같이 처방하는 진료를 강요하며 환자의 개별성을 무시하는 EBM은 한방진료에 맞지 않는다. 애초에 〈증(證)〉을 무시하고 무작위 배정 비교시험을 한다는 것 자체가 틀렸다'라며 비판하는 것입니다.

EBM의 선구자, 데이비드 새킷(David Sackett)은 EBM을 이렇게 정의했습니다.

양심적이며 성실하고 정직하며 신중한 태도로 현 단계에서 가장 좋은 근거를 사용하여 개개의 환자 관리에 있어 의사결정을 진행하는 것이다. 바로 의사 개개의 임상적 전문성과 계통적 검색으로 찾은 입수 가능한 최적의 외적 임상 근거를 통합하는 것을 의미한다.

여기서 핵심어는 2가지, '현 단계에서 가장 좋은 근거'와 '개개의 환자 관리에서'입니다.

후자를 먼저 설명하겠습니다. EBM은 환자의 개별성을 무시하지 않습니다. 뿐만 아니라 그 정의에 나온 것처럼 '개개의 환자'에 초점을 맞추고 있습니다. 눈앞의 환자에 있어 '가장 좋은 근거'를 모색하는 것이 EBM입니다. 눈앞의 환자 개별성을 무시한 EBM은 논리 모순이며 있을 수 없는 진료입니다. (하지만, 통상적인 이른바 'EBM을 한다'는 말 속에는 그런 환자의 개별성을 무시하는 태도가 군데군데 나타남을 부정할 순 없습니다.)

눈앞의 환자가 병으로 고통스러워한다. 지금 여기서 A라는 치료약이 이 환자에게 유효할 것인가를 알고 싶은 것입니다. A는 양약이든 한방약이든 관계없습니다.

이 경우, '환자에게 A를 사용해서 병이 나았습니다'가 '이 환자의 병에 A가 효과 있음'을 증명하지는 않습니다. 왜냐하면 그날 밤 환자가 마신 차 한 잔 덕분에 나았을지도 모르기 때문이고, 그날 밤 잠 때문일지도 모르며, 창밖에서 흘러들어온 달빛 탓일지도 모르기 때문입니다.

황당무계한 이야기를 한다고 생각하실 지도 모르겠지만, 병으로 고통을 겪고 있는 환자들에게는 실제 다양한 일이 일어납니다. 그중에서 유독 A라는 약이 병에 유효했을 것이라는 논리적 증명은 사실상 불가능하겠죠.

A가 효과가 있어서 병이 나았다

와

A를 복용했다. 그것과는 관계없이 병이 나았다.

곧, '인과관계'와 '진후관계'를 나누어 보는 것은 의외로 어렵습니다.

물론, 시공간적 근접성이 확연하다면 한 번의 일화만으로도 '인과'를 설명할 수 있습니다.

손가락을 자르니 피가 났다 ➡ 상처를 압박하여 피가 멎었다

는 명확하게 '인과'관계입니다. '아니다, 드물게 우연히 피가 멋대로 멈춰버릴 수도 있으니, 압박지혈은 단순 위약(僞藥) 효과일지 모르지 않나?'라고 반문하는 것은 바로 억지일 뿐입니다.

한방약 중에는 복용하자마자 바로 몸을 따끈하게 하는 것도 있습니다. 사실 그건 특별히 신기한 것도 그 무엇도 아니며, 우리가 시나몬 스틱이 들어있는 따뜻한 와인을 마셨을 때, 몸이 따끈해지는 것과 논리적으로 '같은 것'입니다. 다양한 물질에는 그 각각의 생리작용이 있으며, 그 생리작용을 우리 인간은 느낄 수 있습니다. 따뜻한 와인을 마시면 일어나는 생리작용도,

단순 위약 효과일 뿐이라고 생각하는 사람은 그냥 아주 질 나쁜 회의주의에 빠지게 됩니다. 이와사키 선생이 이야기하는 것처럼 '낙하산의 효과를 확실히 확인하기 위해 플라세보와 비교해 봐야한다' (2장 참조)와 같은 억지소리입니다.

하지만, 위약 효과를 좋게 봐서는 안 됩니다. 저는 때때로 마라톤을 뛰는데, 20km 정도 뛰었을 때 다리가 아파와 참을 수 없게 되면, 미리 가지고 출발한 록소프로펜을 복용하기도 합니다.

놀랍게도 제가 록소프로펜을 입에 넣는 도중 다리 통증이 싹 사라져버립니다. 아직 알약은 혀 위에 올려져 있습니다. '아~ 이게 위약 효과인가?'라고 저는 탄식을 하곤 합니다.

그렇기 때문에 한방약의 '효능'이라는 것 속에 사실 위약 효과 같은 것이 없겠는가! 아마 있을지도 모릅니다. (물론, 있다고 생각합니다.) 이런 측면에선 '질 높은 근거를 통한 검증'이 필요하다고 생각합니다.

자! 환자가 A라는 약을 복용해서 병이 나아도, A의 약효라고 판단하기는 어렵고, 인과관계와 전후관계를 구별하기는 어렵다고 이야기했습니다. 이 문제를 극복하려면 어떻게 해야 할까요?

이론적으로는 같은 환자를 둘 준비해서, 한쪽에는 A를, 다른 쪽에는 A가 아닌 위약을 복용시키며, 그 외 다른 조건을 모두 같게 하면 A의 약효를 알 수 있습니다.

문제는 우리가 완전히 똑같은 환자를 둘 준비할 수 없다는데 있습니다. 그것이 가능한 것은 신이라든가, 밸런타인 대통령[2] 정도밖에 없습니다.

그래도 포기할 수 없는 우리들은 유사 평형 세계를 꾸미게 됩니다. 같은

---

* 역자 주: 일본의 애니메이션 "죠죠의 기묘한 모험 제7부 스틸 볼 런"의 등장인물이다. 애니메이션 내에서 미국 대통령으로 1847년 9월 20일 생으로 작중 시점으로 48세였다. 애니메이션 내에서 카리스마와 과감한 결단력이 있는 인물로 묘사되어 있다.

환자를 둘 준비할 수 없지만, 비슷해 보이는 환자를 무작위로 배치할 수는 있습니다. 두 군으로 나누어 한쪽에는 A를, 다른 쪽에는 위약을 투여한다면 A 환자에 대한 약효의 '유사 수치'를 구할 수 있습니다. 바로 이것은 눈앞의 환자에 있어 근사치입니다. 이것이 EBM에서 많이 가장 많이 사용하는 '이중맹검 무작위배정 비교시험'의 정체입니다.

'비슷해 보이는 환자'의 수가 너무 적으면, '우연'이 발생할 위험이 있습니다. 한신이 요미우리에게 이겼다는 한 일화*가 곧바로 '한신이 요미우리보다 강하다'는 증거가 될 순 없습니다. '우연의 승리'일지도 모르기 때문입니다. 역으로 비기는 것을 무시할 경우, 한신과 요미우리는 비슷한 정도의 전력이라는 가설을 '귀무가설'이라고 합시다. 그럼, 한신이 시합에 이길 확률은

$\frac{1}{2}$, 50%입니다. 한신이 2연승할 확률은 $\left(\frac{1}{2}\right)^2$로 $\frac{1}{4}$, 25%

입니다. 3연승할 확률은 12.5%, 4연승할 확률은 6.25%입니다.

한신이 5연승할 확률은 3% 정도…, 이쯤 되면 아무리 그래도 '우연'으로 몰기에는 무리가 있지 않을까요? 좋게 말해, 한신이 요미우리보다 강하다고 딱 단언할 수 있을까요? 그 확률은 95% 이상 되어야 한다는 것이 통계적 유의차, $p < 0.05$의 정체입니다. 그렇기 때문에 재팬시리즈에서 '정말로 일본에서 가장 강한' 팀을 확정하려거든, 어디든 5연승을 할 때까지 경기를 계속해 가는 것이 통계적으로 옳은 방법입니다(웃음).

EBM에 있어서 그 결과가 '우연'이 아니라는 것을 보여 주는 것이 중요합니다. 그래서 통계분석을 하는 것입니다. p값이 0.05미만인지 아닌지는 사실 본질적 문제가 아닙니다. 그 결과를 '우연으로 설명해도 되는지'에 대한 문제입니다. 그래서 임상시험 참가자는 되도록 많이 필요한 것입니다.

---

* 역자 주: 한신과 요미우리는 대표적인 일본 프로야구의 라이벌이다.

3. 눈앞의 환자에게 최선을 다한다

자! 반대의 문제도 있습니다. 수만 명이 참여한 초거대 임상시험을 통해 '근거'가 나왔다며 제약회사 영업사원이 콧대 높여 광고하는 경우가 있습니다. 하지만 그것은,

수만 명이 참여하지 않으면, 약과 위약 간의 차이가 나타나지 않았을 것이다

는 의미로, 그 약의 임상적 효과는 적을 수도 있음을 의미합니다. 그 약은 환자에게 통계적으로 유의한 '차이'를 보여줄지는 모르지만, 그 '차이'가 그다지 큰 차이가 아니라는 판단도 할 수 있는 것입니다. 임상시험은 참가자 수가 너무 적어도 문제지만, 무조건 많다고 좋은 것도 아닙니다.

지금까지 이래저래 EBM을 설명했습니다. EBM은 밸런타인 대통령이 아닌 우리 '보통 인간들'이 진실에 다가가려고 만든 차선책, 바로 근사치입니다. 근사치에 지나지 않지만, 사실 또 이것보다 좋은 데이터는 없습니다. 그래서 EBM을 소홀히 하지 못하는 것입니다. 반대로 EBM을 너무 신격화해도 안 됩니다.

반복해서 이야기하지만, 새킷은 '현 단계에서 가장 좋은 근거'를 사용하는 것이 EBM이라고 했습니다. 예를 들어, 전 세계적으로 드문 유전병을 대상으로 대규모 임상시험을 기획하는 것도 무의미하다 할 수 있습니다. 그 경우에는 일회성 증례보고나 동물실험의 이론적 데이터, (EBM을 하는 사람들에게 흔히 경멸당하는) 전문가의 개인적 의견이야 말로 '현 단계에서 최고 좋은' 근거로써 채용됩니다.

한방진료에는 서양의학과 달리 질 높은 근거가 적은 것이 현실입니다. 특

히 일본의 상황은 더욱 그러합니다.

하지만, 한방에 근거가 없는 것은 아닙니다. 근거는 항상 있습니다. 한방진료에도 '현 단계에서 가장 좋은'이라는 구절은 충분히 유효합니다. 이해하기 쉽게 EBM을 간략히 이야기하자면, '눈앞의 환자에게 최선을 다하는 것'일 뿐입니다. 예를 들어 한방진료를 할 때, 서양의학에서처럼 질 높은 근거가 없더라도 가장 좋은 데이터를 토대로 여러 이론을 채용하여 최선을 다하는 것이 한방진료를 수행하는 사람들의 책임이라고 생각합니다. 그리고 이 책에 실린 이와사키 선생과 타카야마 선생의 해설은 그 '최선'이 과연 무엇인지를 보여주고 있습니다.

4. 한방진료의 세계관도 구조주의적 분류 중 하나

그럼 추후에도 한방진료에는 질 높은 근거가 필요하지 않을까요? 절대 그렇지 않습니다.

본문에서 이와사키 선생이 지적하고 있는 것처럼 중국에서는 현재 대규모 임상시험 결과가 하나하나 발표되고 있습니다. 예를 들어, 독감에서 마행감석탕과 은교산의 효과가 오셀타미비르(타미플루)에 비견할 정도라는 것은 Annals of Internal Medicine에 발표된 비교적 질 높은 근거입니다.[3] '한방에서는 좋은 근거가 나올 수 없다'는 것은 억측에 불과합니다.

자! 음양오행설이라든지, '기혈수', 상한론의 '육병위' 같은 한방진료의 세계관에 가져다 붙이지 않으면 믿을 수 없다고 할 사람도 있을지 모릅니다.

하지만 그렇지는 않습니다. 소쉬르, 레비-스트로스, 푸코 등이 제시한 '구조주의'적* 사고방식으론 서양의 세계관과 동양의 세계관이 전혀 모순되

---

* 역자 주: 구조주의란, 어떤 사물의 의미가 개별로써가 아닌, 전체 체계 안에서 다른 사물들과의 관계에 따라 규정된다는 인식을 전제로 개인의 행위나 인식 등을 궁극적으로 규정하는 총체적인 구조와 체계에 대한 탐구를 지향한 현대 철학 사상의 한 경향이다.

지 않습니다.

헤겔은 서양적 이론적 사고가 우수하고 그에 비해 동양의 사고는 열등하다는 우열판단을 했습니다. 반편, 푸코는 '말과 사물'[*4]에서 고대 중국의 동물 분류를 다음과 같이 소개했습니다.

a) 황제에 속하는 동물

b) 향료로 처리되어 방부 보존된 동물

c) 사육동물

d) 젖을 빠는 돼지

e) 인어

f) 전설상의 동물

g) 주인 없는 개

h) 이 분류에 포함된 동물

i) 광폭한 동물

j) 셀 수 없는 동물

k) 낙타털 같이 미세한 모필로 그릴 수 있는 동물

l) 기타

m) 물 주전자를 깨뜨리는 동물

n) 멀리서 볼 때 파리같이 보이는 동물

전 사실 이 분류를 처음 보고는 '뭔가 이상한 분류구나~'라고 생각했습니다. 하지만, 이렇게 분류해서는 안 된다는 논리적 근거는 없었습니다.

왜냐하면 구조주의적으로는 분류란 자의적(arbitrary)인 것이기 때문입니다.

무지개를 7가지 색이라고들 합니다. 왜 7가지일까요? 6가지이면 안될까

---

* 역자 주: 프랑스 사상가 미셸 푸코의 대표작 중 하나로 1966년에 출판되었다.

요? 아니 세밀하게 나누자면 144개로 나누더라도 괜찮지 않을까요? 무지개의 7가지 색은 과학적으로 증명된 것도 아닐 뿐 아니라 진리도 아닙니다. 우리가 7가지로 정했기 때문에 7가지인 것입니다. 자의적 판단에 불과한 것이죠. 사계절의 '사(4)'도, 하루가 24시간이라는 것도, 모두 자의적 판단일 뿐입니다.

사람들은 제 고향인 시마네현을 근방에 위치한 돗토리현과 자주 헷갈려 합니다.* 하지만 칸토지방 주변에서 보면 '여기가 저기 같고, 저기가 여기 같아' 보이겠죠. 외국에서 보면, 더더욱 둘의 구별은 그다지 의미 없는 구별이 됩니다. 달은 지구에서 멀리 떨어진 위성이지만, 은하계 밖에서 보면, 둘은 '같은 장소'처럼 보일게 틀림없겠죠.

'의미 있는 구별'과 '의미 없는 구별'의 엄격한 구별도 원칙적으로는 불가능한 것입니다.

누가 어느 방향에서 보는 가에 따라 '구별'은 의미가 없기도, 의미를 잃기도 합니다.

어떤 사람을 '음양'으로 나누고, '기혈수'로 분석하는 것은 다를까요? 물론 다르지 않습니다. '그런 분류' 방법이 있을 뿐입니다. 분류란 마땅히 '옳고 그름'이 아니라, 자의적 판단으로써 판정하는 것일 뿐인 것이죠.

그렇다면, 한방진료에서의 추후 '근거 창출 방식'도 자연스레 정해지게 됩니다. 만약, '증'을 통한 환자 구별이 한방진료에서 필수적이라면, 그렇게 분류하여 무작위 배정하는 것이 좋습니다. 태양병 환자 수백 명을 모아 마황탕의 효과 유무를 '근사값으로' 탐구해 볼 수 있다면 좋겠죠. 반복하지만,

---

* 역자 주: 시마네현과 돗토리현은 모두 일본 혼슈의 동해 연안에 위치한다. 또한 시마네의 한자명은 도근(島根)이며, 돗토리의 한자명은 조취(鳥取)로 이 글에서 필자는 서로 근방에 위치해 있으며, 도(島)와 조(鳥)가 비슷하여 서로 헷갈려 한다는 의미에서 이와 같이 적고 있다.

'한방이기 때문에 근거는 만들 수 없다'는 것은 억측에 지나지 않습니다.

저는 한방진료의 세계관도 구조주의적 분류 중 하나라고 생각합니다. 따라서 원리적으로는 서양의학의 사고방식과 우열을 비교하거나 서로 공존할 수 없는 것이라고 생각하지 않습니다. 하지만 지금까지처럼 한방을 '효과를 보이니 효과가 있다'든가, '예로부터 사용해 왔기 때문에 옳다'라고 하게 되면, 한방진료는 외적 설명 능력을 잃고, 그 미래도 위험해 질 수 있습니다.

한방진료의 미래에도 이 책이 매우 중요한 역할을 하리라 생각됩니다. 최첨단 서양의학을 공부해 온 독자 여러분들이 이 책을 꼭 읽어보시면 좋겠습니다.

자, 제게 주어진 시간이 다 되어갑니다. 그럼 본론으로 들어가시죠.

[이와타 켄타로]

●참고문헌

1) 花輪善彦(著): 한방진료의 레슨. 金原出版, 1996.

2) 荒木飛呂彦(著): 죠죠의 기묘한 모험 Part7 스틸 볼 런. 集英社, 2011.

3) Wang C, et al: Oseltamivir Compared With the Chinese Traditional Therapy Maxingshigan-Yinqiaosan in the Treatment of H1N1 InfluenzaA Randomized Trial. Ann Intern Med. 2011 16;155(4):217-25.

4) 미셸 푸코(著), 渡辺一民(譯), 佐々木明(譯): 말과 사물. 新潮社, 1974.

고령자 한방진료

제1부

총 론

이 책은 고령자 의료에 종사하는 임상의를 위해 고령자 의료에서의 한방진료에 대해 해설한다.

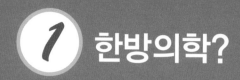

① 한방의학?

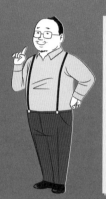

중요! 한방의학의 real point

1. 서양의학에 대비되는 말로 '한방(漢方)', 일본에는 일본만의 확고한 전통의학 체계가 없다
2. 일본 전통의학은 한번 말살되었다
3. '중의학'은 중국 국가 프로젝트로 탄생했다
4. '중의학'의 우위성은 근거에서도 나타난다

1. 서양의학에 대비되는 말로 '한방(漢方)', 일본에는 일본만의 확고한 전통의학 체계가 없다

최근 들어 한방약이 빈번하게 일상 진료에 쓰인다. 대건중탕이라든가, 억간산, 육군자탕 같은 처방을 사용하는 의사가 많아졌다. 하지만 한방의학을 공부했다는 의사는 적다. 본래 양약이 '서양의학'이라는 학문 속에서 사용되는 약인 것처럼 한방약은 '한방의학'의 약으로 생각하면 된다.

하지만 사실, '한방의학이란 무엇인가?'가 이 자체가 명확하지 않다. 일단 '중국 전통의학이 일본에 들어와 독자적으로 발전한 것'이라고 정의할 수 있다. 하지만 일본 전통의학은 한방의학이라는 한 체계로 정리가 될까? 그렇게 확립된 의학체계가 과연 일본에 있을까?

어쩌다 한 권의 한방 참고서를 보게 되었다. 이리에 요시후미 편저《한방

처방 정석과 그 다음 한 수》[1]였다. 이리에 선생 외에도 카시마 마사유키, 야마다 아키히로, 오가와 케이코, 오구리 시게노리 등 9명의 이름 난 '한방의사들'의 공저였다. 하지만 내용을 읽어보니, 그들 각자가 개별 의학을 공부했음을 알 수 있었다. 이리에 선생은 **'중의학'**. 카시마 마사유키 선생은 동서고금을 아우르는 의학에 정통한 석학. 야마다 아키히로 선생도 중의학의 일부이지만 **'경방의학'**을 다루고 있었다. 오가와 케이코 선생은 **'화한진료학'**의 계통에 속했는데, 저술 내용에는 중의학과 경방의학이 섞여 있었다. 오구리 시게노리 선생은 순수 경방의학이었다.

'잠깐만! 한방도 잘 모르겠는데, 중의학이다, 경방의학이다, 화한진료학이다, 들어본 적도 없는 것들을…'이라고 할 독자도 많을 것이다. 하지만 사실 일본에서 '한방의'로 이름을 날리는 사람들 중에, 어떤 사람은 '나야말로

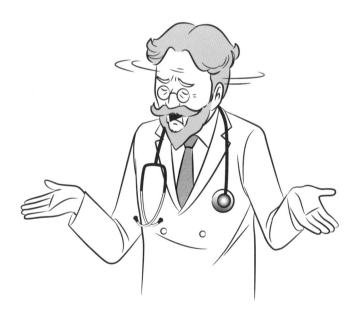

중의학? 경방의학? 화한진료학? 아 손 들었다!

일본한방'임을 표방하기도 하며, (기타사토대학 계통에 많음) 어떤 사람들은 '화한진료학', (도야마대학, 치바대학 계통) 어떤 사람들은 '중의학', 어떤 사람은 '경방의학'을 표방한다. 지금 이 글을 쓰고 있는 나 자신은 중의학 위주이지만 일본한방이 섞여 있는 '절충파'이다.

이해가 쉽지 않을 것이다. 요약하자면 일본에는 확고한, 통일된 전통의학 체계가 없다. 다양한 전통의학이 대략적으로 총칭되어 이른바 서양의학의 대비어로 '한방'이라 불리고 있는 것이다. 지금 아무렇지도 않게 '전통의학' 이라는 단어를 사용했지만, 사실

화한진료학, 경방의학, 중의학 모두,
그 역사는 수십 년에 불과하다.

어느 정도 경과했어야 전통일지 모르겠지만, 기껏해야 수십 년밖에 안된 의학을 '전통의학'이라 불러도 되겠느냐고 했더니 화를 낸 학회가 있었다. 일본에서 단 하나, 일본의학회에 가입되어 있는 전통의학학회로 후생노동성이 인정한 전문의 자격을 발행하는 일본동양의학회이다. 한방은 고대 중국의학에서 시작되었지만, 일본에서 독자적인 발전을 이루었다는 것이 일본동양의학회 학술교육위원회(편집)의 교과서 《입문한방의학》[2]에 떡하니 적혀 있는데, 비꼬기 좋아하는 나로선 '엥? 그럼 동양의학은 도대체 뭡니까?'라고 물어보고 싶어진다. 한방의학과 동양의학은 또 별도란 말인가?

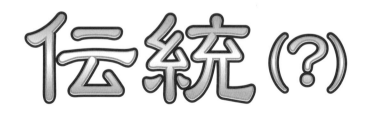

얼마나 되어야 '전통'(?)

2. 일본 전통의학은 한번 말살되었다

일본에 전통의학이 없던 것은 아니다. 《의심방》을 쓴 **단바노 야스노리**를 필두로, **야마와키 토요**, **요시마스 토도** 등, 시대마다 명의는 배출되었다. 하지만 일본은 메이지시대, 전통의학을 버렸다. 국가 공인 의학으로는 서양의학만 남게 된 것이다. 그 결과, 임상에서는 **아사다 소하쿠**, 학자로는 **모리 타츠유키**

이 두 사람이 사망했을 때, 일본의 전통의학은 일단 한 번 말살되었다.

그 후, 일반 의사, 약사들이 버려진 낙엽을 쓸어 담듯 조금씩 고서를 분석해 가면서 전통의 부활을 노렸다. 결국, 각인각색으로 뿔뿔이 흩어져 노력

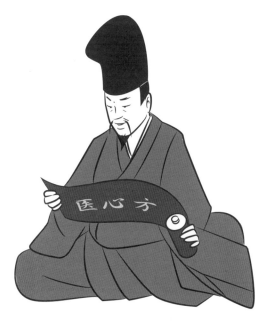

내 이름은 "단바노 야스노리"입니다.

을 쌓은 결과, 지금 일본에 있는 것은 '과거 있었던 전통의학의 단편을 주워 모아 후세인들이 새롭게 자기 나름의 방식으로 만들어 낸 다양한 의학'인 것이다.

의학사 강의가 아니므로 하나하나를 여기서 자세히 설명하지는 않으려 한다. 뭐 하카타 라멘*처럼 본가와 원조, 본류가 싸우고 있다고 해도 좋다. 다만, 난 기본적으로는 중의학의 입장에 있어, 이 책도 그 색채가 농후할 수 있으므로 중의학에 대해서만 간단히 설명해 두겠다.

3. '중의학'은 중국 국가 프로젝트로 탄생했다

중의학이란, 중국 각지의 전통의학을 국가 주도로 통합하여 이론을 통일시킨 의학체계이다. 현재 중국에서 (대만, 동남아시아에서도) 전통의학이라고 하면, 우선 중의학이며 그 속에 다양한 유파계통이 있기는 하지만, 일단 '중의학'이라는 학문체계는 확립되어 있다.

중국에서는 의사가 **'서의사'**와 **'중의사'**로 나누어지며, 임상에서 중의학을 활용하는 사람이 바로 중의사이다. 중국은 국가가 나서 적극적으로 중의학을 추천하며 각지에 '중의과대학'을 다수 설립하고 있다. 주요 중의과대학은 일본의 국립대보다 훨씬 좋은 설비와 규모를 자랑한다. 중의학이라고 해서 서양의학적 검사를 하지 않는 것도 아니며, 큰 중의병원에는 MRI나 PET도 완비되어 있다. 중국에서는 전통의학에 서양의학을 결합시키려는 노력을 오랜 세월에 걸쳐 하고 있으며, 이것을 '중서의결합'이라고 한다. 중의과대학은 최신 연구 설비를 갖추고, 연구자를 해외 각국에 유학시켜, 전통의

---

* 역자 주: 일본의 라멘 종류 중 하나이다. 하카타는 현 후쿠오카의 구지명으로 후쿠오카 지역에서 유래한 라면을 일컫는다. 돼지 뼈를 우려낸 국물과 가는 면이 특징이다.

학의 작용기전 해명과 신약 개발에 적극적으로 투입하고 있는데, 그 결과 현재 세계적으로 아시아의 전통의학 중 중의학이 가장 우월한 지위를 확립하고 있다.

4. '중의학'의 우위성은 근거에서도 나타난다

중국이라면 일단 무시하는 경우도 많이 보았다. 하지만 전통의학 영역에서는 중국이 일본을 월등히 능가하고 있는 것이 현실이다. 길게 이야기할 것도 없다. PubMed에서 **traditional Chinese medicine(TCM, 중의학)**을 검색해 보면 46,495건이 검색된다. (2017년 4월 4일 현재) 반면 **Kampo medicine**은 1,226건, **traditional Japanese medicine**으로는 2,565건밖에 검색되지 않는다. 그 차이가 역력하다.

- traditional Chinese medicine: 46,495건
- Kampo medicine: 1,226건
- traditional Japanese medicine: 2,565건

일본에서도 오랜 세월, 한방약을 보험에 등재하여 의약품으로 취급해 왔지만, 그 배경이 되는 전통의학을 공식적으로 인정해 오지 않았다. 의학부에서도 가르치지 않았고, 국가가 대대적으로 연구 교육을 주도하는 중국의 상황과는 거리가 멀었다. 곧,

의사들이 기초가 되는 의학은 배우지 않은 채, 의약품인 한방약만 처방하는

신기한 상황이 이어져왔다. 아니, 실질적으로 지금도 그렇다. 그에 비해 국가를 대표하는 전통의학을 나라가 나서 밀어주고, 전문대학, 연구소를 각지

에 설립하며 연구, 교육, 보급을 위해 노력해 온 중국과의 차이가 이 수치에 노골적으로 나타나고 있다.

20세기 말까지 확실히 일본한방은 중의학보다 앞서간 면이 있었다. 특히 기초 연구에서 우월했다. 하지만 지금은 근거 구축뿐 아니라, 기초 의학 측면에서도 중의학은 일본의 전통의학을 멀찌감치 따돌리고 있다. 국제적으로 아시아 전통의학이라고 하면 우선 중의학, 그 다음은 인도 아유르베다로 여기고 있다.

이런 이유로 이 책에서는 기본적으로 중의학에 준해 이야기를 진행하려 한다. 앞으로의 문장에서 '한방'이라는 단어가 나오긴 하겠지만, 그것은 전통의학에 아직 익숙하지 않은 독자를 대상으로 알아듣기 쉽게 쓰기 위해서인 것으로 이해해 주길 바란다. 현실적으로 내가 하고 있는 '한방'은 중의학에 일본한방의 기술을 보태 놓은 형태이다.

■ 중의학의 구조

> ▷ 중의학은 다양한 중국 각지의 전통유파를 어떻게든 종합하여 일정 학문체계로 정비한 것이다. 이것을 전부 배우기 위해서는 중의과대학 5년 과정에 초기 연수 2년이 필요하다.

대략적으로 설명하겠다. 중의학은 [그림-1]과 같은 구조를 가지고 있다. 중의학에서는 기본적으로 오감에 의존하여 진료를 한다. 환자의 정보를 望(망, 본다), 聞(문, 소리 듣는다, 냄새 맡는다), 問(문, 문진한다), 切(절, 만진다)이라는 네 종류의 진찰을 통해 수집하고 그 정보를 변증이라는 일종의 진단 기준에 비추어 보아 '증'이라는 진단이 결정되면 그에 따라 치료 방침

이 결정된다. (**논치**)

이 '변증논치'가 중의학의 핵심이다.

변증에는 **육경변증, 기혈진액변증, 팔강변증, 오장육부변증** 등 다양한 방식이 있으나, 각각에 대해서는 각론의 '**중의학도장**'(3, 6, 8, 11장)에서 별도로 해설하겠다. 중의학도장에 있는 내용은 관심이 있는 사람들만 읽으면 된다. 그 정도까지는 필요 없다 여기는 사람들은 건너뛰더라도 괜찮다.

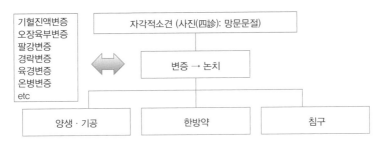

[그림-1] 중의학의 구조

빼놓으면 안 될 중요한 몇몇 개념은 각론에서 간추려 설명하겠다. 어쨌든 '증'이라는 진단에 근거해 치료 방침이 정해지면 그에 따라 약물치료(한방약 등), 침구안마치료, 식사양생, 운동요법(태극권 등) 같이 다양한 치료를 시행한다. '**중의학=한방약**'이 아니라는 것을 이해해주길 바란다. 또한 침구안마를 일본에서는 '의료유사행위'로 분류하나, 국제적으로 이것은 명백한 '의료'이다. 특히 침구는 근거 수준이 높고, 세계적으로 폭넓게 활용되는 의료이므로 본서에서도 한 장을 따로 내서 설명할 것이다. (15장 참조)

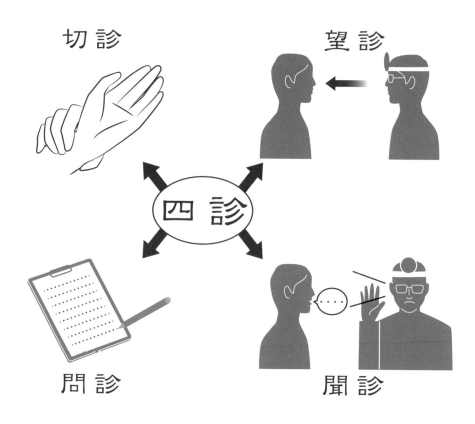

■ 노년기증후군과 한방, 중의학

▷ 고령자의 다양한 증후를 '노년기증후군'으로 인식한다.

자! 이 책은 고령자 의료에서의 한방진료를 논하는 책이다. 그래서 우선 시작에 앞서 노년기증후군과 한방, 중의학 간의 관계를 정리하려 한다. 노년기증후군이란 노화가 진행하여 신체와 정신 기능이 저하된 고령자에서 나타나는 특유의 다양한 증후, 장애이다. 곧, [표-1]에 거론해 둔 다양한 증후를 총괄하는 개념이다.

[표-1] 노년기증후군에 포함되는 모든 증후

인지기능저하	섬망	넘어짐(낙상)	요실금, 변실금
욕창	와상상태(누워지냄)	의원성질환	연하장애
위장장애(특히 변비)	면역력저하	난청	시력저하 등

　장애를 가진 고령자가 안고 가게 되는 이런 상황은 매우 심각한데, 고령자 의료에서 유익성을 판단할 수 있는 기준은 바로 ①**이 노년기증후군에 어느 정도 유효한가**, 또는 ②**안전성이 높으며, 거기에 추가로** ③**경제성도 있는가를 묻는 것 외엔 없다.** 이런 생각은 필자가 2004년 [《21세기 한방의학(현대 에스프리 439호) (원서명: 21世紀の漢方医学(現代のエスプリ439号)》]³⁾에 발표했던 것인데, 현재도 이 내용에 큰 변화는 없다.

　다만 21세기의 첫 20년간 노년기증후군에 대한 한방, 중의학 관련 근거 구축은 비약적으로 진보했다. 이젠 이 영역에서 한방 관련 임상 근거를 토대로 어느 정도는 이야기할 수 있게 되었다. 동시에 '한방, 중의학이 가진 독특한 병태 개념이 노년기증후군에 어느 정도 유효한지'도 조금씩 이해할 수 있게 되었다. 한방, 중의학의 고령자 의료에서의 유익성을 높이기 위해서는 '한방의 근거구축을 진행'함과 동시에 '고령자 의료를 담당하는 사람들이 한방, 중의학의 사고방식을 각각의 입장에 맞춰 이해하는 것'과 같은 쌍방향성 노력이 필요하다.

**　한방은 효과가 있는 것 같은데, 한방을 이해하기는 어렵다.**
**　이해는 차치하고 약만 사용하고 싶다**

라고 생각할 수도 있지만,

**　그래서는 의약품인 한방약을 안전하고 유효하게 사용할 수 없다.**

　이 책에서는 노년기증후군에서 현재까지의 한방, 중의학 검증 데이터를 필자 그룹의 연구를 중심으로 소개하고 동시에 '그 약을 원래는 어떤 병태에 사용하는지' 중의학적 기초 이론 중에서도 정수가 될 만한 것을 뽑아 서술해 보겠다.

[이와사키 코우]

●참고문헌

1) 入江祥史(編著): 한방처방 정석과 그 다음 한 수. 中外醫學社, 2016.
2) 日本東洋醫學會學術敎育委員會(編): 입문한방의학. 南江堂, 2002.
3) 慶応義塾大學病院漢方clinic(編): 21세기 한방의학(현대 에스프리 439호). 至文堂, pp160-171, 2004.

2 《고령자의 안전한 약물요법 가이드라인 2015》

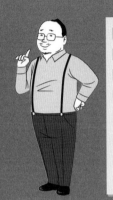

이것이 정말 중요! "고령자의 안전한 약물요법 가이드라인 2015"의 real point

1. Minds2014에 따른 가이드라인의 12장은 꼭 봐야함!
2. 당연한 것과 관련된 높은 수준의 근거는 없다
3. '중의학' 문헌은 너무 많아, 가이드라인에 별표로 반영
4. 아무리 근거를 축적하더라도, 한방약은 전통의학 테두리 안에서 태어난 약

1. Minds2014에 따른 가이드라인의 12장은 꼭 봐야함!

2015년 일본노년의학회는 《고령자의 안전한 약물요법 가이드라인》을 10년 만에 개정했다.[1] 이 책의 저자들은 그중에서 제12장 '한방약, 동아시아 전통의약품' 파트를 담당했다. 이 가이드라인은 현재 국제적으로 '가이드라인의 가이드라인'으로 통용되고 있는 GRADE 시스템(Grading of Recomendations Assessment, Development and Evaluation)[2]에 기초하여 만들어졌다. 그렇다면 GRADE 멤버들의 정신이 깃들어 있는 것으로 들릴 수도 있겠으나, 정확히는 Minds2014[3]라는 국가가 주도한 룰에 따라 만들어졌다. Minds2014는 GRADE에 준해 만들어졌다고 주장하지만, GRADE를 추진한 사람들로부터는 꽤 괴리가 있다고 일컬어지며, 둘 사이의 논쟁은 여기서 내가 감당할 수 있는 이야기는 아니다. 어찌되었든 Minds2014에서는 '진료 가이드라인이란, 과학적 근거에 기초하여 계통적

방법으로 작성한 추천을 포함한 문서'로 규정한다.

▷ 한방약, 동아시아 전통의약품에 독립된 장을 하나 빼준 일본노년의학
회의 가이드라인

'과학적 근거에 기초하여' 만들어진 가이드라인이다. 여기서 과학적 근거란 도대체 무엇일까? 유전자분석? 배양세포를 사용한 실험데이터? 물론 이런 것들도 과학적이다. 하지만 진료 가이드라인을 작성할 때 보통 이런 기초 실험데이터를 근거로 삼지는 않는다. 어디까지나 임상데이터에 기초해야만 한다. 과학적 임상데이터라고 하면, 최근의 대다수 독자들은 EBM(evidence based medicine)이라고 생각할 것 같다. 맞다, 가이드라인은 근서에 기초하지 않으면 안 된다. 한방, 전통의학이라고 해서 예외는 아니다. 일본노년의학회가 작성한 《고령자의 안전한 약물요법 가이드라인 2015》에서도 PubMed나 Cochrane Library를 통해 망라적, 계통적인 임상데이터 수집을 시행했고, 여기에 기초해서 내용을 서술했다.

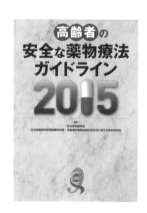

일본노년의학회 편집: 《고령자의 안전한 약물요법 가이드라인 2015》(메디컬뷰사)

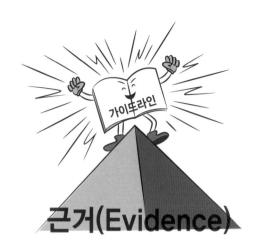

2. 당연한 것과 관련된 높은 수준의 근거는 없다

　하지만 여기에 함정이 있다. 이 가이드라인을 만들 때, 소화기 영역을 담당한 팀원이

**　사하제 관련 근거가 없습니다!**

라며 비명을 질렀다. 사하제란 센나라든지, 대황가루, 산화마그네슘, 피코설페이트 등이 대표적이다. 그런데 이와 관련된 그다지 '질 높은 근거가 없다'고 했던 것이다. 어떤 말인가 하면, '새삼스레 센나에 사하작용이 있는지, 이중맹검(二重盲檢) 무작위배정 비교시험(DB-RCT)을 할 한가한 사람은 없다'는 말이 되는 것이다. 이런 상황을 흔히 '낙하산의 예'라고 한다. 비행기에서 뛰어 내릴 때, 낙하산을 사용하는 것이 사용하지 않는 편에 비해 안전한지, 무작위배정 비교시험을 시행해 봐야 알 바보는 없다. 그래서 **'당연한 것'에는 오히려 '질 높은 근거'가 없는 것이다.**

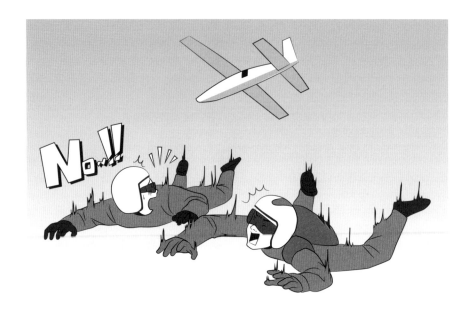

딱 봐도 명확한 것에 뭔가 따로 특별한 이치가 있을까?

덧붙여 대황은 엄연한 한방약이다. 내가 의사가 된 1990년경에는 매우 회의적인 눈으로 한방을 바라보았다. 변비 환자에게 이런저런 한방약을 처방하자, 당시 지도의는 '자네, 한방 같은 이상한 것은 사용하지 말고, 제대로 센나나 대황 가루 같은 것을 사용해보게나'라고 했었다. 센나는 서양에서 대황은 아시아에서 각각 예로부터 줄곧 사용해 온 모두 유서가 깊은 약재인데….

이런 논리는 어쨌든 몇 가지 한방약에도 그대로 적용된다. 감기 초기에 갈근탕이 효과가 있는가를 증명한 DB-RCT는 없다. 이유는 그런 연구를 하는 것 자체가 바보스러운 일이기 때문이다. 결과가 뻔한 것에 일부러 거금(DB-RCT를 하나 수행하는데, 최대한 싸게 잡더라도 2~3억 원이 들어간다. 대규모 다시설 연구라면 10억이 넘는다), 노력, 시간을 소비하는 것은 의미가 없다.

3. '중의학' 문헌은 너무 많아, 가이드라인에 별표로 반영

이 가이드라인에서도 한방담당팀(본서의 저자들)은 이 문제에 부딪혔다. 고령자 의료에 유용한 한방약은 여러 가지다. 하지만 '너무나도 당연하게' 사용되고 있는 것에 대해서는 대개 '질 높은' 근거가 없을 수 있다며 작업을 시작할 때 우리가 걱정했었다. 하지만 이 예측은 보기 좋게 어긋나 버렸다.

■ 가이드라인을 인용해 보자

이하는 가이드라인에서 인용한 내용이다. [1]

본 항을 작성할 때, 2013년 11월 22일 시점에서 MEDLINE, Cochrane, 의중지(醫中誌)에서 본 고령자 가이드라인 공통의 고령자에 관한 키워드에 추가로 동아시아전통의학(East Asian Traditional Medicine), 한방의학(Kampo Medicine), 중국전통의학(Traditional Chinese Medicine), 중국약재(Chinese herbal drugs), 약용식물(medicinal plant), 생약의학(phytomedicine), 한방(Kampo), 동양의학(Oriental medicine), 일본전통의학(Japanese Traditional Medicine), 한의학(Korean medicine), 침(acupuncture), 구(moxibustion) 이상을 모두 OR로 키워드 처리하여 검색한 결과, 503건(Cochrane 60, MEDLINE 241, 의중지 202)의 문헌이 검색되었다.

어랏! 문헌이 503건이나 모여 버렸다. 그래서

> 이 논문들의 초록을 보며 내용을 검토하여, 대상을 메타분석 또는 무작위배정 비교시험(맹검화 유무는 관계없이)에 한정, 그리고 약물치료 이외의 것(침구 등), 은행잎, 타이허브 등 한방, 중국전통의학 이외의 약재, 일본에서는 문헌에 접근할 수 없는 것, 생약추출액 정맥주사 등 국제적으로 응용하기엔 무리가 있으리라 생각되는 치료법, 명백한 출판 비뚤림이 있는 것을 뺀 결과, 57건(Cochrane 12, MEDLINE 45, 의중지 0)이 추출되었다. 여기에 직접 찾은 7편의 문헌을 추가하여 최종적으로 64건의 논문에 대해 전문을 읽고, 구조화초록을 작성하였다.

503개 문헌의 초록을 전부 읽은 뒤, 상기 작업을 시행한 것은 꽤 큰일이었다. 우리는 매일 밤늦게까지 야근을 했다…, 야근비도 나오지 않는데, '즐거운 미명'이있다. 문헌이 없을 것이라고 생각했는데, 문헌이 산더미처럼 나왔기 때문이다.

자, 근거의 질이 높다고 판단된 64개의 논문을 통해 알게 된 것은,

> 한방, 전통중의약품 등의 동아시아 전통의약품은 다양한 고령자 병태 중, 적어도 치매(경도인지장애를 포함)를 포함한 인지기능,[4)5)] 인지장애의 행동심리증상,[6~12)] 뇌졸중후유증(일상생활동작),[13~15)] 우울,[16)] 흡인성 폐렴,[17~19)] 만성변비,[20~22)] 간경변의 복수,[23)] 당뇨병의 하지궤양,[24)] 골다공증,[25)] 복부외과 수술 후 합병증,[26)27)] 인플루엔자 예방[30)]과 치료,[31)32)] 기능성 위장증후군,[33)34)] 협심증,[35)] 고지혈증,[36~41)] 고혈압[42)]에 유효성이 보고되어 있다.

였다. 생각 밖이었다. 하지만 여기서 다시 한 번, 우리가 놀랐던 점은, 전술했던

문헌 대부분이 중국 것

이라는 점이다. 1장에서 '중국의 전통의학은 일본을 훨씬 능가한다'고 적었는데, 그것이 노골적으로 드러났던 것이다. 어디까지나 근거의 질이 높은 문헌에 따라 가이드라인을 만든다면, 그것은 곧 중의학 가이드라인이 되어버릴 상황이었다. 일본에서 사용되는 한방약 중에서 뭐 '질이 높다'고 할 수 있는 근거를 가진 것은 정말 소수에 불과했다. 그렇지만 일본노년의학회가 일본에서 의약품으로 인정되지 않는 중약에 대해서 일본 국내용 가이드라인에 적더라도 별 의미가 없다는 생각도 들었다.

어찌할지 고민한 결과, '고령자에게 유용성이 시사되는 일본 국내용 의료용 한방제제' 리스트[표-1]와 '고령자에게 유용성이 시사되었으나, 일본 국내에서 일반적 사용이 힘든 생약, 동아시아 전통의약품 리스트'[표-2]로 따로 작성하기로 했다. 후자는 요약하자면 중의학 의약품 리스트이다. 여기에 이 두 리스트를 실어두는데, 앞서 언급한대로 후자 쪽이 품목이 훨씬 많다. 또한 참고문헌을 정밀히 조사하면서 알게 된 것이 근거의 질(Quality of Evidence)도 꽤 높다는 것이다. 하지만, 이들 의약품을 일본에서 의료용 의약품으로 사용할 수는 없다. 다만 '세계적으로는 이렇게 높은 질의 근거를 가진 전통의약품이 있다'는 사실을 일본 내에 알리기 위해 이 표를 만들어두었다. 곧, 갈라파고스화 되어 있는 일본 전통의학계에 우리들이 나름의 경종을 울리기로 한 것이다.

[표-1]　고령자에게 유용성을 보인 일본 의료용 한방제제 〈문헌 1)에서 일부개정〉

약제(분류 또는 일반명)	추천할 수 있는 사용법 (대상이 되는 병태, 질환명)	주의사항	문헌번호
억간산	인지장애(알츠하이머형, 루이소체형, 뇌혈관성)에 동반되는 행동심리증상 중 양성증상(흥분, 망상, 환각 등)을 보이며, 비약물요법 및 인지장애치료제(아세틸콜린 에스테라아제 억제제, 메만틴; 적응 병태일 때만) 효과가 불충분할 경우 사용을 고려한다. 본 처방이 무효할 경우 또는 긴급한 대응이 필요한 경우에는 위험성과 필요성을 고려하여 항정신병약 사용을 고려한다.	감초함유 제제이므로 저칼륨혈증에 주의한다. 간기능장애를 일으키기도 한다. 드물게 인지장애에 동반되는 행동심리증상을 악화시키기도 한다. 주로 양성증상을 완화하는 약물이며, 음성증상이나 인지기능에는 무효. 고령자는 1일 투여량의 2/3정도부터 시작하며, 루이소체형에서 환시가 야간에 집중되면, 1일 투여량의 1/3을 수면 전에 투여해도 좋다. 시작 1개월 후쯤 반드시 혈중 칼륨농도를 측정할 것.	8), 9), 10), 11), 12)
반하후박탕	뇌졸중 환자, 파킨슨병 환자에서 연하반사, 기침반사가 저하되어 흡인성 폐렴 기왕력이 있는지, 그 우려가 있는 경우.	과민증(발진)	17), 18), 19)
대건중탕	1. 복부수술 후 조기 장관연동운동불량이 있는 경우. 2. 뇌졸중 환자에서 만성변비를 보이는 경우.	간질성 폐렴과 간장애 보고가 있다.(모두 드물게 발생)	21), 27)
보중익기탕	만성폐쇄성폐질환 같은 만성 또는 재발성 염증성 질환 환자에서 염증지표 및 영양상태가 개선되지 않는 경우.	감초함유제제이므로 저칼륨혈증에 주의한다.	28), 29)
마자인환	만성변비, 배변곤란 전반.	마자인환은 부드럽게 작용하며 일반적인 고령자에서도 설사가 발생할 우려는 적다.	20)

[표-2] 고령자에게 유용성을 보였으나, 일본 내는 일반적으로 사용하기 어려운 한방약제제, 동아시아
전통의약품 리스트 〈문헌1)에서 일부개정〉

약제(분류 또는 일반명)	추천할 수 있는 사용법 (대상이 되는 병태, 질환명)	주의사항	문헌번호
단기편탄교낭 (丹芪偏癱膠囊)	뇌졸중 후유증에서 자립기능회 복이나 일상생활동작의 개선을 노려볼 수 있다.	뇌졸중 발생 72시간 내에 투여 하더라도 유효성은 나타나지 않았다. 중대한 부작용 보고는 없다.	13), 14), 15)
가미온담탕	단독으로 도네페질에 거의 필적 할만한 인지기능개선작용을 보 이며, 도네페질과의 병용하면 인 지기능과 뇌혈류 개선을 보인다.	감초함유제제이므로 저칼륨 혈증에 주의한다. 전탕약으로 만 사용할 수 있음.	5)
복지산 (復智散)	경도인지장애환자에서 복용 12주 후 ADAS-cog, NPI 및 regional cerebral glucose 흡수 를 유의하게 개선시켰다.	황금함유제제이므로 사용에 주의한다.	4)
지필태 (脂必泰)	중등도~고도의 심혈관성 질환 위험을 가지고 있는 환자에서 혈중 콜레스테롤 농도를 유의하 게 감소시켰다.	중대한 부작용 보고는 없다.	41)
CCH1 (인삼, 건강, 감초, 부자, 대황)	장기요양 중인 고령자의 변비에 유효했다.	감초, 부자, 대황을 함유하기 때문에 각각의 약재로 인한 부 작용에 주의해야 함.	22)
강탁청간 (降濁清肝)	이베르사르탄과 비슷한 정도로 수축기 및 이완기혈압을 저하시 켰다. 그리고 5주간 복용하면 복 부둘레를 유의하게 감소시켰다.	특별히 없음.	42)
안체위 (安體威)	인플루엔자 증상을 보이는 환자 및 확정진단을 받은 인플루엔자 환자에서 위약보다 회복을 유의 하게 앞당겼으며, 증상 중증도를 50% 개선시켰다	특별히 없음.	31)

약제(분류 또는 일반명)	추천할 수 있는 사용법 (대상이 되는 병태, 질환명)	주의사항	문헌 번호
연화청온교낭 (蓮花淸瘟膠囊)	오셀타미비르와 비교했을 때, median duration of illness 및 median duration of viral shedding이 비슷한 정도였다. 그리고 연화청온교낭은 발열, 기침, 인두통, 권태감을 오셀타미비르 보다 유의하게 빠르게 개선시켰다.	특별한 사항 없음.	32)
복방단삼적환 (複方丹蔘滴丸)	니트로글리세린에 비해 협심증 증상을 유의하게 개선시키며, 심전도 소견도 유의하게 개선시켰다.	부작용 발생률은 2.4%(상세내역 불명확)로, 니트로글리세린(29.7%)에 비해 유의하게 낮았다.	35)
Free and Easy Wanderer Plus	뇌졸중 후 우울증상을 플루옥세틴과 비슷하게 개선했다.	감초함유제제로 저칼륨혈증에 주의한다.	16)
소장첩고 (消張貼膏)	간경변의 복수를 개선시켰다. 파스제이다.	부작용 보고는 없다. 다만 침향, 사향을 함유하므로 고가일 것으로 생각된다.	23)
당족유고 (糖足癒膏)	당뇨병 환자의 하지 궤양을 유의하게 개선시켰다.	특별한 사항 없음.	24)
선영골보교낭 (仙靈骨葆膠囊)	폐경 후 여성에서 사용, 6개월 후 요추골밀도를 유의하게 개선시켰다.	1년간 사용에서 부작용를 보이지 않았다.	25)
가미소요산	기능성 소화불량(functional dyspepsia, FD)을 개선한다.	중국에서 시행한 RCT(문헌 33)에 따르면 기능성 소화불량에 유효하다고 알려져 있으나, 일본에서는 일반적으로 모든 기능성 소화불량에 유효하다고 보지는 않는다. 보통 정신적 스트레스 요인이 강한 기능성 소화불량에 적용할 수 있다. 감초함유제제이므로 저칼륨혈증에 주의한다. 산치자를 함유하고 있어 장기간 투여하면 정맥경화성 대장염을 일으킬 수 있다는 보고가 있어 주의가 필요.	33)

4. 아무리 근거를 축적하더라도, 한방약은 전통의학 테두리 안에서 태어난 약

이 책은 일본의 독자(기본적으로는 임상의)를 대상으로, 일본에서 고령자 의료를 담당할 때, '한방약을 어떻게 사용해 나갈 것인가?'를 설명한다. 필자로서는 되도록 가능한 근거에 기초하여 기술하고자 했으나, 지금까지 언급한 작업을 하며 깨달은 것이 있다. 근거에 너무 집착하다 보면 중성약(중의학에 기초하여 중국에서 최근 개발한 약) 관련 책이 되어 버리겠다는 것이었다. 들어본 적도 없는 중국약을 이래저래 설명하더라도 그다지 와 닿지 않을 것이다. 아무래도, 일본 임상의가 일상임상에서 사용하는 보험에 수록된 '의료용 의약품' 한방 엑기스제제를 주로 다룰 수밖에 없다는 생각이 든다. 그런데 그렇게 하면 근거중심 이야기를 할 수가 없다. 추후에도 갈근탕이나 대황말처럼 '당연히' 사용되는 처방에 대한 대규모 임상시험이 진행될 가능성은 낮다. 그래서 가능한 근거를 소개하면서도 결국은 전통이론에 따른 해설을 할 수밖에 없다는 결론에 이르렀다.

그렇더라도 이미 HOW TO를 알려 주는 책은 산더미처럼 나와 있기 때문에, 모처럼 계통적, 망라하여 전 세계의 상황을 조사하였으므로 일본 보험의료 현장에서는 사용할 수 없더라도 특별히 질 높은 근거를 보이는 자료는 이 책에서 소개하기로 했다. 학문의 세계에서 가장 피해야할 것이 갈라파고스화되는 것이기 때문이다. 아무리 지금 현재 각자 자신의 지역에 뿌리를 둔 진료를 하더라도, 우리 눈만은 항상 세계를 향해 있어야 한다.

또 하나, 내가 전통의학에 집착하는 이유이다. 아무리 근거를 축적한다 하더라도,

한방약은 전통의학의 테두리 안에서 태어난 약이다.

그 유래, 배경, 의도를 이해하지 않으면 희한한 일이 생긴다. 어느 환자에게 대건중탕(大建中湯), 억간산(抑肝散), 육군자탕(六君子湯)이 각각 최대용량으로 들어가는 것을 본적이 있다. 명백히 한방을 잘 모르는 의사의 처방이다. 분명 이렇게 처방한데는 나름의 근거가 있다. 서양의학적 발상에서 사용하더라도 그럭저럭 사용할 수 있다. 그렇더라도 혈압약이나 콜레스테롤약을 함께 사용하듯 한방약을 3가지나 중복으로 써버리면 한방의학의 관점에서 엉망진창이 아닐 수 없다. 이런 식으로 한방진료가 확대되어서는 곤란하다. 그래서 이 책에서는 각각의 한방처방이 지닌 본래의 의미를 가능한 자세히 설명하고, '이것과 저것은 조합해도 좋다'나, '이런 조합은 적합하지 않다'는 것을 전달하고자 한다.

지금까지 서론이 조금 길었다. 다음 장부터 각론에 들어가겠다. 각각의 병태(病態)에 대해 처음에는 근거를 소개하고, 이어 각 한방처방의 숭의학적 의미, 용법에 대해 설명하겠다. 그 처방이 주로 치료하는 증을 '주치(主治)'라 부른다. 이 주치와 관련된 내용을 가능한 중의학을 잘 모르는 독자를 대상으로 알기 쉽게 설명하겠다. 이미 전문가라면 너무 쉽게 느껴질 수 있다. 이런 점은 이해를 부탁한다. 각론 중간 중간에 끼어 넣어둔 '**중의학도장**'(3, 6, 8, 11장)을 읽어보면 대체적인 주치는 어느 정도 그 의미를 알 수 있게 될 것이다.

[이와사키 코우]

●참고문헌

1) 日本老年醫學會, 日本醫療硏究開發機構硏究費-高齡者 藥物治療 安全性 硏究班編輯: 고령자의 안전한 약물요법 가이드라인 2015. 메디컬뷰사, pp139-151, 2015.

2) http://www.grade-jpn.com.

3) http://minds.jcqhc.or.jp/n/top.php.

4) Bi M, Tong S, Zhang Z, et al: Changes in cerebral glucose metabolism in patients with mild-to-moderate Alzheimer's disease: a pilot study with the Chinese herbal medicine fuzhisan. Neurosci Lett. 2011 Aug 21;501(1):35-40.

5) Maruyama M, Tomita N. Iwasaki K, et al: Benefits of combining donepezil plus traditional Japanese herbal medicine on cognition and brain perfusion in Alzheimer's disease: a 12- week observer-blind, donepezil monotherapy controlled trial. J Am Geriatr Soc. 2006 May;54(5):869-71.

6) Terasawa K, Shimada Y, et al: Choto-san in the treatment of vascular dementia: a double-blind, placebo-controlled study. Phytomedicine. 1997 Mar;4(1):15-22.

7) Suzuki T, Futami S, et al: A Chinese herbal medicine, choto-san, improves cognitive function and activities of daily living of patients with dementia: a double-blind, randomized, placebo-controlled study. J Am Geriatr Soc. 2005 Dec;53(12):2238-40.

8) Iwasaki K, Satoh Nakagawa T, et al: A randomized, observer-blind, controlled trial of the traditional Chinese medicine Yi-Gan San for improvement of behavioral and psychological symptoms and activities of daily living in dementia patients. J Clin Psychiatry. 2005 Feb;66(2):248-52.

9) Matsuda Y, Kishi T, et al: Yokukansan in the treatment of behavioral and psychological symptoms of dementia: a systematic review and meta-analysis of randomized controlled trials. Hum Psychopharmacol. 2013 Jan;28(1):80-6.

10) Mizukami K, Asada T, et al: A randomized cross-over study of a traditional Japanese medicine (kampo), yokukansan, in the treatment of the behavioural and psychological symptoms of dementia. Int J Neuropsychopharmacol. 2009 Mar;12(2):191-9.

11) Okahara K, Ishida Y, et al: Effects of Yokukansan on behavioral and psychological symptoms of dementia in regular treatment for Alzheimer's disease. Prog Neuropsychopharmacol Biol Psychiatry 2010 Apr 16;34(3):532-6.

12) Monji A, Takita M, et al: Effect of yokukansan on the behavioral and

psychological symptoms of dementia in elderly patients with Alzheimer's disease. Prog Neuropsychopharmacol Biol Psychiatry. 2009 Mar 17;33(2):308-11

13) Siddiqui FJ, Venketasubramanian N, et al: Efficacy and safety of MLC601 (NeuroAiD), a traditional Chinese medicine, in poststroke recovery: a systematic review. Cerebrovasc Dis. 2013;35 Suppl 1:8-17.

14) Chen CL, Young SH, et al: Chinese medicine neuroaid efficacy on stroke recovery: a double-blind, placebo-controlled, randomized study. Stroke. 2013 Aug;44(8):2093-100.

15) Chen C, Venketasubramanian N, et al: Danqi Piantang Jiaonang (DJ), a traditional Chinese medicine, in poststroke recovery. Stroke. 2009 Mar;40(3):859-63.

16) Li LT, Wang SH, et al: The beneficial effects of the herbal medicine Free and Easy Wanderer Plus (FEWP) and fluoxetine on post-stroke depression. J Altern Complement Med. 2008 Sep;14(7):841-6.

17) Iwasaki K, Wang Q, et al: The traditional Chinese medicine banxia houpo tang improves swallowing reflex. Phytomedicine. 1999 May;6(2):103-6.

18) Iwasaki K, Cyong JC, et al: A traditional Chinese herbal medicine, banxia houpo tang, improves cough reflex of patients with aspiration pneumonia. J Am Geriatr Soc. 2002 Oct;50(10):1751-2.

19) Iwasaki K, Kato S, et al: A pilot study of banxia houpu tang, a traditional Chinese medicine, for reducing pneumonia risk in older adults with dementia. J Am Geriatr Soc. 2007 Dec;55(12):2035-40. Epub 2007 Oct 18.

20) Cheng CW, Bian ZX, et al: Efficacy of a Chinese herbal proprietary medicine (Hemp Seed Pill) for functional constipation. Am J Gastroenterol. 2011 Jan;106(1):120-9.

21) Numata T, Takayama S, Iwasaki K, et al: Traditional Japanese Medicine Daikenchuto Improves Functional Constipation in Poststroke Patients. Evid Based Complement Alternat Med. 2014;2014:231258.

22) Huang CH, Su YC, et al: Treatment of constipation in long-term care with Chinese herbal formula: a randomized, double-blind placebo-controlled trial. J Altern Complement Med. 2011 Jul;17(7):639-46.

23) Xing F, Tan Y, et al: Effects of Chinese herbal cataplasm Xiaozhang Tie on cirrhotic ascites. J Ethnopharmacol. 2012 Jan 31;139(2):343-9.

24) Li S, Zhao J, et al: Prospective randomized controlled study of a Chinese herbal medicine compound Tangzu Yuyang Ointment for chronic diabetic foot ulcers: a preliminary report. J Ethnopharmacol. 2011 Jan 27;133(2):543-50.

25) Zhu HM, Qin L, et al: The first multicenter and randomized clinical trial of herbal Fufang for treatment of postmenopausal osteoporosis. Osteoporos Int. 2012 Apr;23(4):1317-27.

26) Takahashi T, Endo S, et al: Effect of rikkunshito, a chinese herbal medicine, on stasis in patients after pylorus-preserving gastrectomy. World J Surg. 2009 Feb;33(2):296-302.

27) Yoshikawa K, Shimada M, et al: Effect of Daikenchuto, a Traditional Japanese Herbal Medicine, after Total Gastrectomy for Gastric Cancer: A Multicenter, Randomized, Double-Blind, Placebo-Controlled, Phase II Trial. J Am Coll Surg. 2015 Aug;221(2):571-8.

28) Shinozuka N, Tatsumi K, et al: The traditional herbal medicine Hochuekkito improves systemic inflammation in patients with chronic obstructive pulmonary disease. J Am Geriatr Soc. 2007 Feb;55(2):313-4.

29) Tatsumi K, Shinozuka N, et al: Hochuekkito improves systemic inflammation and nutritional status in elderly patients with chronic obstructive pulmonary disease. J Am Geriatr Soc. 2009 Jan;57(1):169-70.

30) Yamada H, Takuma N, et al: Gargling with tea catechin extracts for the prevention of influenza infection in elderly nursing home residents: a prospective clinical study. J Altern Complement Med. 2006 Sep;12(7):669-72.

31) Wang L, Zhang RM, et al: Chinese herbs in treatment of influenza: a randomized, double-blind, placebo-controlled trial. Respir Med. 2010 Sep;104(9):1362-9.

32) Duan ZP, Jia ZH, et al: Natural herbal medicine Lianhuaqingwen capsule anti-influenza A (HINI) trial: a randomized, double blind, positive controlled clinical trial. Chin Med J (Engl). 2011 Sep;124(18):2925-33.

33) Qin F, Huang X, et al: Chinese herbal medicine modified xiaoyao san for functional dyspepsia: meta-analysis of randomized controlled trials. J Gastroenterol Hepatol. 2009 Aug;24(8):1320-5.

34) Suzuki H, Matsuzaki J, et al: Randomized clinical trial: rikkunshito in the treatment of functional dyspepsia-a multicenter, double-blind, randomized, placebo-controlled study. Neurogastroenterol Motil. 2014 Jul;26(7):950-61.

35) Wang G, Wang L, et al: Compound salvia pellet, a traditional Chinese medicine, for the treatment of chronic stable angina pectoris compared with nitrates: a meta-analysis. Med Sci Monit 2006 Jan;12(1):SR1-7. Epub 2005 Dec 19.

36) Steiner M, Khan AH, et al: A double-blind crossover study in moderately hypercholesterolemic men that compared the effect of aged garlic extract and placebo administration on blood lipids. Am J Clin Nutr. 1996 Dec;64(6):866-70.

37) Munday JS, James KA, et al: Daily supplementation with aged garlic extract, but not raw garlic, protects low density lipoprotein against in vitro oxidation. Atherosclerosis. 1999 Apr;143(2):399-404.

38) Tanaka S, Haruma K, et al: Effects of aged garlic extract (AGE) on colorectal adenomas: a double-blinded study. Hiroshima J Med Sci. 2004 Dec;53(3-4):39-45.

39) Budoff MJ, Takasu J, et al: Inhibiting progression of coronary calcification using Aged Garlic Extract in patients receiving statin therapy: a preliminary study. Prev Med. 2004 Nov;39(5):985-91.

40) Ried K, Frank OR, Stocks NP: Aged garlic extract lowers blood pressure in patients with treated but uncontrolled hypertension: a randomised controlled trial. Maturitas. 2010 Oct;67(2):144-50.

41) Xu DY, Shu J, et al: Evaluation of the lipid lowering ability, anti-inflammatory effects and clinical safety of intensive therapy with Zhibitai, a Chinese traditional medicine, Atherosclerosis. 2010 Jul;211(1):237-41.

42) Tong XL, Lian FM, et al: Prospective multicenter clinical trial of Chinese herbal formula JZQG (Jiangzhuoqinggan) for hypertension. Am J Chin Med. 2013;41(1):33-42.

고령자 한방진료

제2부

각론

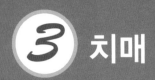

③ 치매

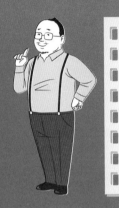

이것이 중요! 치매의 real point

1. 세계에서 처음으로 치매를 정확하게 기술한 것은
   알츠하이머 박사가 아니다!
2. 가미온담탕은 인지기능을 유의하게 개선시킨다
3. 억간산의 BPSD, ADL 개선효과에 주목하자

1. 세계에서 처음으로 치매를 정확하게 기술한 것은 알츠하이머 박사가 아니다!

치매의 한방, 중의학 치료를 이야기하면서 가장 먼저 강조하고 싶은 것은 중국전통의학에서는 서양의학보다 훨씬 빠르게 이 질환에 대해 인식했다는 사실이다. 노년기 치매 연구가 20세기 초 알츠하이머 박사의 보고로 시작되었다는 것은 서양의학에서의 역사일 뿐이다.

일본에서는 최근 치매를 인지증*이라고 부르나, 중국에서는 지금도 '치매'라는 명칭을 사용하고 있다. 그에 상응하는 유래가 있기 때문이다. 중국전통의학 역사 상 '치매'라는 단어가 처음 나타난 것은 명대의 의학서《경악전서(景岳全書)》에서이다. 경악전서는 **장경악(張景岳)**이 1624년에 저술한

---

* 역자 주: 일본에서는 '치매'라는 용어의 부정적 의미를 고려하여 '인지증(認知症)'으로 부르고 있다. 인지기능에 장애가 생긴 증상이라는 의미에서 '인지증'으로 부르는 것이다.

의학전집으로 전64권으로 구성된 대작인데, 거기에

정신적 스트레스가 쌓이거나, 생각대로 뭔가 되지 않고, 지나치게 번뇌하거나, 의심이 지나치게 많고, 놀라고 두려워하는 일이 계속됨에 따라 서서히 치매가 진행된다. 사용하는 언어가 이치에 맞지 않고, 행동이 이상해지며, 발한이상 등 자율신경증상을 동반하기도 하며, 때로는 과도하게 걱정하게 되는 등, 그 증상은 기괴하고 매우 다양하며 온갖 일이 생겨나게 된다.

라고 언급하고 있다. 게다가 '인지판단이 혼란해지며, 감정은 불안정해지나, 신체적으로는 비교적 건강하고 식욕저하 등은 일어나지 않는다' '만약 이상하게 놀라거나 두려워하며, 의식의 혼탁이나 환각이 생겨난 경우에는 빠르게 그 정기를 돕기 위해 칠복음(七福飮)이나 대보원전(大補元煎)을 사용한다'처럼 이른바 BPSD(behaviroal and psychological symptom of dementia, 치매에 동반되는 심리, 행동학적 증상)까지도 언급하고 있다. 알츠하이머 박사의 증례보고(1906년)보다 약 280년이 앞선 보고이다.

장경악은 병인론으로 후천설을 채택하였으므로, 그가 기술한 것은 아무래도 노년기 치매에만 국한되는 것으로 보인다. 하지만 19세기 왕청임의 저서 《의림개착(醫林改錯)》(1830년)에 이르러서는 '소아에서 기억장애가 있는 것은 뇌가 아직 덜 발달해서이며, 노년기에 발생하는 것은 뇌가 공허해졌기 때문이다' '뇌의 기능이 쇠약해져, 뇌가 축소되고, 뇌기허가 생겨 (중략) 고차기능이 손상되는 것뿐 아니라 최후에는 죽음에 이른다'라고 하여 대부분 현대의 치매에 대한 이해에 육박하는 내용을 이미 싣고 있다. 필자나 다른 몇몇 연구 그룹에서 다양한 한방약, 중성약이 치매에 유효하다는 것을 보고해 왔는데, 그 배경에는 이러한 인류의 지속적 질병과의 투쟁 역사가 있다는 것을 이해해 주었으면 좋겠다. 여러 선인의 지혜에 겸허히

귀를 기울이다 보면, 그만큼 얻는 것이 있지 않을까?

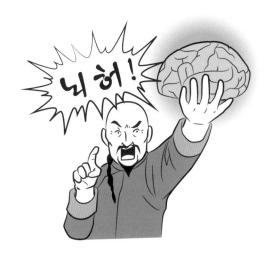

19세기에 현대의 치매에 대한 이해에 육박하는 정의를 한 왕청임

2. 가미온담탕은 인지기능을 유의하게 개선시킨다

■ 근거

(1) 중핵증상

치매의 중핵증상인 인지, 판단, 기억을 개선시킨다는 근거를 가진 처방으로 **조등산, 팔미지황환, 가미온담탕, 복지산(復智散)**이 있다.

임상적으로 치매에서 한방약의 효과를 EBM에 기초한 방법으로 가장 먼저 검토한 논문은 1997년 테라사와 그룹이 발표한 조등산의 뇌혈관성 치매에서의 효과 검토였다.[1] 하지만 이 논문에서는 조등산이 뇌혈관성 치매의 일상생활동작이나 정동을 개선한다고 했을 뿐, 인지기능에서는 유의한 차이를 보이지 못했다.

필자가 속한 연구 그룹은 가미온담탕이 알츠하이머병 환자에서 인지기능(MMSE; mini mental state examination)을 유의하게 개선시켰음을 보고하였으며, [그림-1][2] 현재 치매 치료에 폭넓게 사용되고 있는 치료약 도네페질과 가미온담탕이 인지기능 개선에 상승효과를 보인다는 것도 보고했다. 가미온담탕의 구성약물인 원지의 성분이 신경세포에서 choline acetyletransferase, 곧 아세틸콜린 합성효소 생산을 증가시킨다는 것은 이미 알려져 있는 사실이다. [3] 가미온담탕은 의료용 보험제제 엑기스제제가 없어, 보험으로 처방하려면 전탕약으로 처방하는 수밖에 없으나, (역자 주: 일본에서는 전탕약도 보험 적용이 가능하다, 국내에서는 56종 한방엑기스제에 한해서만 보험 적용이 이루어지고 있다.) 참고로 원지를 함유한 의료용 보험용 제제로는 인삼양영탕, 가미귀비탕이 있는데, 최근 인삼양영탕에 항치매 효과가 있다는 보고가 발표되기도 했다. [4]

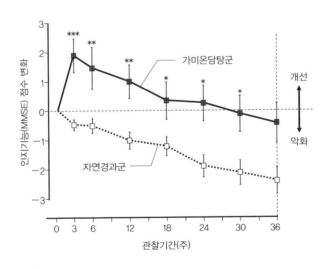

[그림-1] 가미온담탕의 알츠하이머병 인지기능 개선효과 〈문헌 2)에서〉

필자가 속한 연구 그룹은 팔미지황환이 뇌졸중 환자의 뇌혈류를 증가시켜, [그림-2][5] 혼합성 치매(Alzheimer disease with cerebrovascular change) 환자의 인지기능과 일상생활동작을 유의하게 개선시킨다는 것을 이중맹검 무작위배정 비교시험(DB-RCT)을 통해 밝혀냈으나, [그림-3], [그림-4][6] 이 시험은 매우 소규모였고, 이후 추가시험을 진행하지 못했다. 현재 개인적으론 그런 연구를 진행할 수 있는 입장이 아니기 때문에 누군가 대규모 추가시험을 시행해 주길 기대할 수밖에 없다.

복지산(復智散)은 중성약인데, 경증 치매환자를 대상으로 한 소규모 DB-RCT에서 위약에 비해 인지기능 평가지표인 ADAS-cog(Alzheimer's Disease Assessment Scale-cognitive subscale)를 개선시켰고, BPSD도 개선시켰다고 보고되었다. [7] 덧붙여 대뇌에서의 신경세포 활성을 보여주는 글루코스(glucose) 섭취도 증가된 것으로 나타났지만, 아직 구체적인 작용기전은 불명확하다.

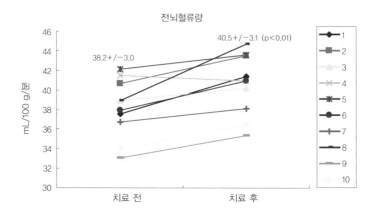

[그림-2] 팔미지황환은 뇌졸중 환자의 뇌혈류를 증가시킨다. 〈문헌 5〉에서〉

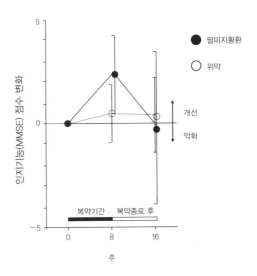

[그림-3] 팔미지황환의 인지기능 개선효과 〈문헌 6)에서〉

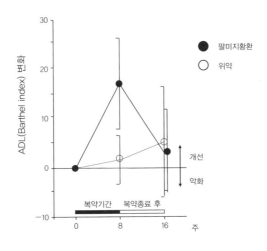

[그림-4] 팔미지황환의 ADL(Barthel index) 개선효과 〈문헌 6)에서〉

이외, 처방은 아니지만, 조등산과 뒤에 언급할 억간산의 구성약물 중 하
나인 조구등이라는 약재에는 알츠하이머병의 원인 물질로 알려진 뇌내 아
밀로이드β 응집을 억제하며 치매모델 마우스에서 인지기능을 개선시키

는 작용이 있는 것으로 알려져 있다. 동종의 식물인 캣츠클로(Cat's Claw)는 미국에서 '치매치료효과' 특허가 인정되어 있다. 또한, 목단피를 복용한 Amyloid Precursor Protein transgenic mouse는 인지기능이 개선되고, 뇌 내에서의 amyloid plaque 침착이 감소해 간다는 것도 확인되었다. 이에 대한 임상적 검토는 아직 진행되고 있지 않은데, 목단피는 앞서 언급한 팔미지황환의 구성약물이기도 하다.

(2) BPSD

치매에는 인지, 기능, 기억 같은 중핵증상 외에 '심리, 행동학적 증상(BPSD)'도 등장한다. 여기에는 **억간산**이 압도적 근거를 갖추고 있다.

치매 중기에 나타나는 '쉽게 화냄' '흥분' '환각' '망상' '배회' '밤낮 바뀜' '간호거부' '폭언' '폭행' 등의 증상이 치매의 BPSD에 해당한다. 조사에 따르면 치매 환자 가족들이 부담을 느끼는 것은 중핵증상인 인지, 판단, 기억력 저하보다 이 BPSD인 것으로 알려졌다. [그림-5][8] 앞서 언급한 팔미지황

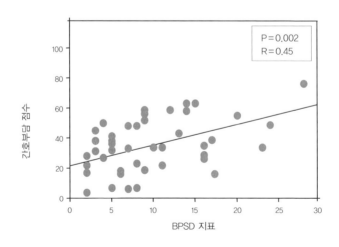

[그림-5] 치매 환자의 문제행동, 정신증상과 간호부담의 증대 〈문헌 8)에서〉

환 연구를 할 때, 나름 획기적인 결과를 얻었다고 기뻐했는데, 간병 현장에서의 반응은 뭔가 부족해서, '이게 어떻게 된 일이지?' 하고 고민하다가, '이 BPSD를 어떻게 하지 않으면 안 되겠다'고 생각하게 되었다.

3. 억간산의 BPSD, ADL 개선효과에 주목하자

처음에는 정말 많이 헤맸다. 우선 단순히 '치매 환자의 섬망을 치료해 보자'고 생각했는데, 자세히 조사해 보니 원래 섬망이란 치매 같은 배경 질환이 없으면서 생겨난 병태를 지칭하는 용어였다. 바로 이런 지식수준에서 출발했다. 치매 환자의 다양한 정신증상을 BPSD라고 부른다는 것도 그때 처음 알았다. 우선은 어떤 처방을 대상으로 연구를 할 것인가가 문제였다. **황련해독탕**이라면 좋은 결과를 낼 것이란 것은 잘 알고 있었다. 사실 개인적으로 치매가 진행된 고령자에서 폭언·폭력이 나타나 가족들이 곤란해 할 때, 황련해독탕을 처방하여 안정시킨 적이 몇 번 있었다. 하지만 그중 한 사람은 황련해독탕을 복용하는 동안은 확실히 안정되나, 점차 기력이 없어지고, 결국에는 음식을 먹지 않게 되다가 계속 누워 있게 되고 말았다. 내가 이 문제로 고민하기 시작한 2003년경, BPSD가 심한 고령자들에게 할로페리돌을 주사하는 것은 굉장히 당연시되었는데,

황련해독탕은 이른바 한방 할로페리돌인 것이었다.

그래서 '고령자의 기력은 유지하면서 문제행동만 억누를 수 있는 약은 없을까?' 생각하다가 억간산을 떠올렸다. 억간산은 명대에 **설개(薛鎧)**가 만든 처방으로 아이들의 정신증상에 사용했던 약이다. 설개는 당시 고금의 의학에 통달했는데, 여러 방면 중에서도 소아과의로 명성을 얻었다. 그가 남긴 원고를 아들인 설기(薛己)가 정리한 《보영촬요(保嬰撮要)》에 이 처방이 기

록되어 있다. 보영촬요에는 '간경(肝經)의 허열발휵(虛熱發搐), 또는 담열교아(痰熱咬牙), 또는 경계한열(驚悸寒熱), 또는 목승토(木乘土)하여 구토담연(嘔吐痰涎), 복창소식(腹脹少食), 수와불안(睡臥不安)하는 것을 치료한다'고 되어 있다.

아! 이 문장엔 중의학 용어 천지다, 간경이란 뭘까? 허열이란 뭘까? 목승토란 도대체 뭐란 말인가? 그렇다고 여기에서 중의학을 하나부터 열까지 모두 공부하자고 할 순 없어서 이 문장을 다음과 같이 풀어보았다.

아이가 스트레스를 받아, 초조해 하며 경련이 일어나거나, 열이 나며 이갈이를 할 때, 무서워 벌벌 떨고 두근거려 하며, 늘 열이 나거나, 또는 스트레스가 위장에 영향을 주어 토하며 침을 흘리고, 배가 불러와 밥을 먹지 못하고 불안하여 잠을 자지 못하는 상황을 치료한다.

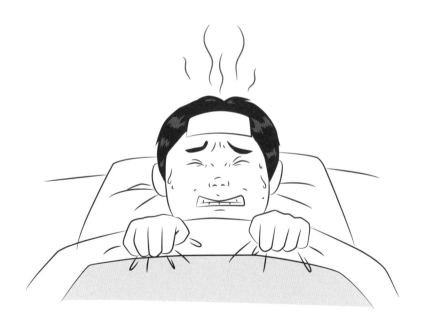

일선 로컬에 개업한 의사라면 '아~ 이런 아이도 있구나'라고 생각할 수도 있겠다. 나는 소아과는 잘 모르지만, 아이들을 많이 진료하는 의사라면 '이런 환자가 그렇게 드물지는 않다'고 할 것이 분명하다. 덧붙여 조금 더 자세히 알고 싶어 할 독자들을 위해 이야기하자면, **간경**이란 정동과 자율신경의 중추이며, **허열**이란 기력 체력이 쇠약해진 사람이 쭉 열을 내는 것이고, **목승토**란 스트레스가 자율신경을 혼란시켜 소화기 증상을 일으킨 것이다.

- **목은 정동과 자율신경,**
- **토는 소화기계이며,**
- **정동과 자율신경이 소화·흡수 기능에 '올라앉은 것'**

이란 의미이다.

대체로 노인은 아이로 돌아간다고들 한다. 당시 '좋아, 이걸로 가보자!'라고 생각했다. 시범삼아 몇몇 환자들에게 처방해 보니 꽤 반응이 좋았다. 문헌을 조사해 보니, 이미 몇몇 사람들이 억간산을 BPSD 환자에게 처방해 봤다는 증례보고(case series)를 발표한 것을 확인했다. '그럼 이걸로 해볼 수 있겠다'고 생각했다. 그래서 아르바이트를 하던 노인병원에서 병동 간호사에게 '관리하기 버거운 환자가 있으면 소개해 주세요'라고 부탁하여 52명을 모았다. 그렇게 무작위배정 비교시험(RCT)을 시행한 결과가 [**그림-6**][9])과 [**그림-7**][9])이다.

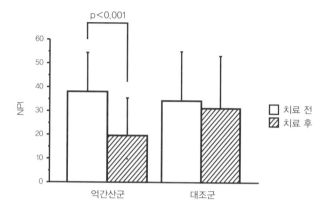

[그림-6] 억간산의 BPSD 개선효과 〈문헌9)에서〉

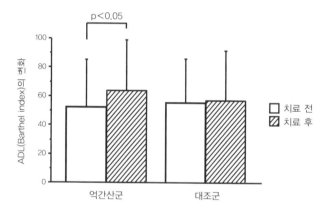

[그림-7] 억간산의 ADL 개선효과 〈문헌9)에서〉

[**그림-6**]은 BPSD의 지표인 Neuropsychiatric Inventory(NPI) 점수의 변화를 보여준다. 억간산 사용군에서는 4주 만에 약 반 정도로 점수가 감소했다. [**그림-7**]은 일상생활동작(ADL)의 지표인 Barthel index 점수의 변화이다. 억간산 사용 후, 개선을 보였다. 이건 굉장히 놀라운 일이었다. 통상적으로 사용하는 다른 항(抗)정신병약이라면 추체외로증상(錐體外路症狀)

같은 것이 발생해서 ADL은 저하된다. 뭐 '유의한 저하는 아니었다'라고 할 수도 있겠지만, '개선되었다'고까지는 할 수 없다. 'BPSD를 약으로 누르면 ADL은 악화된다'는 것이 상식이었으니까.

ADL이 '개선되었다'는 것에 놀랄 수밖에 없었다.

그 후, 억간산의 BSDP에 대한 효과를 검증하는 RCT가 추가로 5번 시행되었고,[9]~[13] 위약을 사용한 DB-RCT도 시행되었다.[14] DB-RCT에서는 양군에 유의한 차이를 보이진 않았지만, 이 연구는 알츠하이머병에 한정하여 시행되었고, BPSD를 평가한 지표가 NPI가 아니었으며, 관찰 기간도 8주로 BPSD 판정에는 부적절할 정도로 길었다. 하지만 부정적 결과였던 그 데이터까지도 포함한 여러 RCT 결과를 종합 분석한 메타분석에서 억간산은 유의하게 BPSD를 개선시킬 수 있는 것으로 밝혀졌다.[15]

■ 처방해설

지금까지 치매 관련 처방의 근거를 살펴보았다. 하지만, 앞서 서술한 것처럼 한방처방 하나하나에는 원래 정해진 용법이 있으며 그것을 제대로 이해하여 사용하지 않으면 오치가 된다. 그래서 지금부터는 전술한 처방들을 한방약 그 자체로서 설명하려 한다. 이 책의 처방해설은 기본적으로 《중의임상을 위한 방제학 (원서명: 中医臨床のための方剤学)》(1992년)[16]에 기초한다. 이 책은 중의임상을 본격적으로 공부하기 위한 필수 명저이다. 1992년 이후에도 개정판이 나왔지만, 나는 쭉 이 1992년도 초판을 끼고 진료하고 있어 여기선 이 판본을 사용한다. 그리고 각 처방의 구성약물은 출전이나 제약회사별로 용량이 다를 수 있으므로 여기에서는 구성약물 이름만을 적기로 한다.

- 팔미지황환(숙지황, 산약, 산수유, 택사, 복령, 목단피, 계지, 포부자)
- 주치: 신양허(腎陽虛)

팔미지황환은 신(腎)의 양기를 보하여 신체를 따뜻하게 하는 약이다. 신? 그렇다. 이것이 어느 부분을 이야기하는지 잘 모를 수 있다. 모든 사람은 태어나면, 생장발달의 과정을 거쳐 커간다. 매우 신비한 현상이다. 명확히 알진 못하더라도 이 과정을 위해 무언가 특별한 구조가 있음은 틀림없다. 옛날 사람들은 이것을 '신(腎)'이라고 불렀던 것이다. 그리고 신의 기능에는 서양 의학에서 말하는 신장의 작용, 곧 소변의 생산도 포함되어 있다. 지금의 '비뇨기' 전반을 지칭한다고 생각해도 좋다. 좀 더 포괄적으로 보자면 유전자발현을 담당하는 구조물, 그 자체라고 생각해도 좋다.

나는,

'신(腎)은 gene이다'라고 이야기 한다.

노화되면 유전자 발현(gene expression)이 약해지는데, 이것이 **신허**. 신허에 동반하여 체온유지기능이 떨어지고 신체가 냉해지면 **신양허**. 신양허의 구체적인 증상은 허리와 무릎이 무겁고 무력, 요통, 하반신의 냉증이나 부종, 소변량 감소 및 빈뇨, 배뇨곤란, 요루 등이다. 고령자에게 특별히 나타나는 증상들이 이렇게 나열된다. 팔미지황환은 이 신양허의 대표적 치료약이다.

신허라고 해서 전부 신양허는 아니다. 반대로 신체가 말라붙어 거칠거칠해지고 열이 달아오르는 경우도 있다. 이것은 **신음허**라고 하며, 육미환을 사용한다. 그렇다고 해서 고령자 치매에 아무 때나 팔미지황환을 사용해도 되는 것은 아니다.

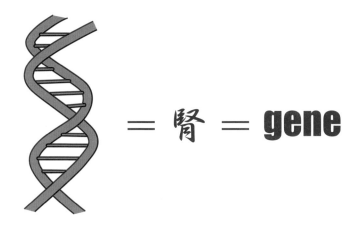

= 腎 = gene

- 가미온담탕(반하, 죽여, 지실, 인삼, 생강, 대조, 감초, 원지, 산조인, 현삼, 지황)
- 주치: 간비불화(肝脾不和), 담열(痰熱)

스트레스로 소화·흡수 기능에 이상이 생겨 구역, 구토, 가슴쓰림 등이 생겨나는 상황. 그리고 스트레스 그 자체로 쉽게 놀람, 매사에 벌벌 떨며, 악몽을 꾸거나, 환각을 보이는 등의 정신증상이 일어날 때 사용한다. 치매 중에는 비교적 루이소체병 증상과 비슷하다.

- 인삼양영탕(인삼, 백출, 복령, 숙지황, 당귀, 작약, 자감초, 생강, 대조, 황기, 계피, 원지, 오미자, 진피)
- 주치: 기혈양허(氣血兩虛)하며, 심신불녕(心神不寧), 폐기불강(肺氣不降)이 동반된 경우

중의학에서는 생명에너지와 그것을 매개로 한 정보전달 자체를 아울러 '**기**'라고 한다. 그리고 체내를 흐르는 붉은 액체를 '**혈**'이라 부른다. 혈은 대체로 혈액 그 자체라고 생각해도 좋다. 기와 혈의 작용이 둘 다 저하된 (허해진) 것이 기혈양허이다. 무기력 권태감, 쉬이 피로함, 안색이 나쁨, 숨참, 사고가 둔해짐, 식욕부진, 사지 무거움, 머리 흔들거림, 눈이 흐림 등의 증상이 나타난다. 여기에 추가로 불면, 불안, 두근거림 같은 심신불녕(心神不寧)이라 불리는 증상이 있는 경우, 또는 만성 기침, 가래 등이 동반된 경우 인삼양영탕을 사용한다. 기력이 없는 치매이면서 불면, 불안 같은 정신증상이 동반된 경우 사용하면 좋다. 또는 COPD(만성 폐색성 폐질환) 같은 질환을 가지고 있는 경우에도 좋다.

> 처방례: 쯔무라 인삼양영탕 5g, 아침저녁 식후

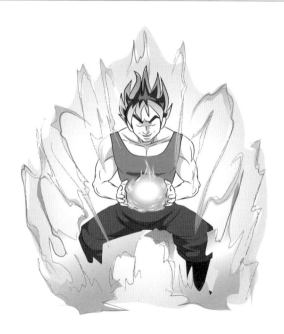

생명 에너지와 정보전달 역할을 담당하는 '기'. 단전은 기가 모여 있는 장소이다.

- 억간산(시호, 감초, 당귀, 백출(창출), 복령, 조구등)
- 주치: 간울화풍(肝鬱化風)

  억간산의 중의학적 효능·효과에 대해서는 이미 서술했다. **간울화풍**이란, 마음이 혼란스러워 자율신경실조 상태가 되며 경련, 이갈이, 초조함, 불면 등이 생겨나는 것을 말한다. 따라서 억간산은 주로 BPSD 중에서도 흥분, 쉬이 분노, 불면, 환각 같은 양성증상에 유효하며, 기력이 없고, 우울, 비애, 식욕부진 같은 증상을 보이는 음성증상에는 오히려 좋지 않다.

BPSD라면 일단 억간산! 이건 매우 큰 오류

이며, 오히려 음성증상이라면 전술한 인삼양영탕이 좋다. 양성증상을 보이나 식욕이 없으며, 식사를 거부한다면 억간산가진피반하를 사용한다.

> 처방례: 쯔무라 억간산 5g 아침저녁 식후, 증상이 야간에만 나타나면 쯔무라 억간산 5g 점심 저녁 식후. 가벼우면 쯔무라 억간산 2.5g 수면 전. 그런데 억간산에 라멜테온을 병용하면 좋다는 분들도 있다. '~을 쓰면 좋다' 같은 '치료 시 힌트'를 한방에서는 구결이라 부르며 이런 내용은 대개 경험에 기초한 것으로 과학적 근거는 없다. 억간산은 원래 아이들 치료에 사용해 왔는데, 아이들에게 사용할 때 '모자동복(母子同服)'시키도록 하고 있다. 이것도 일종의 구결이며, 치매에서 이것을 전용한 '간병인 동복'은 꽤 유효하다. 대체로 치매 고령자의 BPSD가 심할 때는 간병인의 정신도 불안정해지며, 그 결과, 양쪽 모두에서 악순환이 일어나는 경우가 많다. 특히 재택의료를 시행하는 경우, 더욱 그러하다. 그래서 억간산을 간병인에게도 복용시키면 쌍방이 안정되어 편해진다.

◎증례-1 85세, 여성

치매가 진행하여 야간배회, 흥분, 이식증 등을 보여, 가족들이 힘들어했다. 억간산을 수면 전 1회 복용으로 처방한 결과, 야간 수면이 양호해졌다. 나중에 알고 보니 몇 번 복용하지 않고도 환자는 약효가 나서 진정된 것으로 생각하여 약을 복용하지 않았고, 그 남은 것을 간병인이 복용했던 것을 나중에 알 수 있었다. 사실 이렇게 마음대로 해선 곤란하지만, 결과가 좋았던 한 증례.

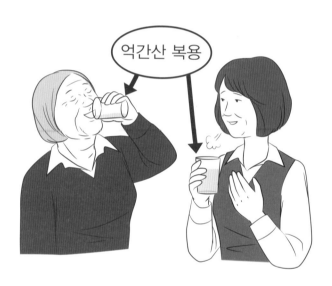

억간산 복용

◎증례-2 91세, 여성

요양 시설에 입소해 있는데, 계속 혼자 '걸어보려' 하는 것이 문제행동으로 보여져 (실제론 자립보행이 불가능하여 넘어질 우려가 있어 자제시켜도 막무가내), 할로페리돌이 처방되었다. 이후 쿠에티아핀, 그 다음엔 억간산으로 변경하여 사용하면서, 걸어보고 싶어질 때 본인이 납득할 때까지 시설의 직원이 옆에서 수발을 들면 점차 행동은 안정될 정도로 호전되었다.

뇌졸중 후 재활에는 Neuroaid(국내에선 구할 수 없지만)

자! 여기선 Danqi Piantang Jiaonang, 별명은 Neuroaid인 중성약을 소개한다. 국내에서는 구할 수 없지만, 구글에 Neuroaid라고 검색하면 인터넷 판매 사이트를 찾을 수 있다. Neuroaid는 황기, 단삼, 목단피, 천궁, 당귀, 홍화, 도인, 원지, 석창포, 수질, 토충, 우황, 전갈, 영양각으로 구성되는 중성약으로, 캡슐제제이다. 605명을 대상으로 한 이중맹검 무작위배정 비교시험 (DB-RCT)에서 Comprehensive Function Score component of the Diagnostic Therapeutic Effects of Apoplexy scale을 유의하게 개선시켰다는 데이터[17]가 있는데, 반면 1,100명을 대상으로 한 DB-RCT에서는 modified Rankin Scale에 차이를 보이지 못하기도 했다.[18] 메타분석 결과도 일치하지 않는다. 2013년에 발표된 메타분석에서는 6개의 연구를 토대로 Neuroaid가 대조군에 비해 유의하게 뇌졸중 후 ADL 자립을 높여준다는 결론이 나왔다.[19] 반면, 2016년 다른 그룹이 시행한 메타분석에서는 5개의 RCT를 토대로 Neuroaid의 대조군 대비 효과의 pooled RR은 $1.64(95\% \ CI = 1.05-2.57; \ p-value = 0.031)$이었지만 heterogeneity가 크고 위약과 비교한 새로운 임상시험 결과를 추가하면 그 효과는 감약된다고 보고했다.[20]

이렇게 Neuroaid의 유효성에 대해 아직 최종적인 결론은 나오지 않았지만, 세계적으로 다방면에서 대규모 검증이 이루어지고 있는 약제임에는 틀림없다.

[이와사키 코우]

중의학에서는 체내를 '기(氣)' '혈(血)' '진액(津液; 수〈水〉라고도 함)' 3가지가 순환하고 있다고 한다. 이 중 가장 중요한 것은 기이며 이것이 생명의 본질이기고 하다.

기의 정의는 작용이 있으나 형태가 없는 것. 이 기라는 용어는 사실 일상생활에서도 자주 사용된다. 예를 들어, '공기' '전기' '천기(날씨)' 등, 모두 뭔가 작용이 있지만 색과 형태는 없는 것이다. 이런 것을 총칭하여 '기'라고 부른다. 영어로 보면 기본적으로는 energy(에너지)이지만, energy를 토대로 하는 signaling(시그널링), 곧 정보전달도 기라고 부른다. '모든 것은 기가 모여서 생기는 것'이란 명제는 아인슈타인의 'e=mc²'와 비슷한 의미이다. 체내의 energy가 저하된 상태를 '기허'라고 한다. signaling이 정체된 상태가 '기체'이며, 혼란스런 상태는 '**기역(氣逆)**'이다. 억간산은 기역에 대한 처방이다.

혈은 체내를 흐르는 붉은 액체이다. 혈액과 동일한 의미라고 생각해도 무방하다. 다만 중의학에서는 **혈액이라는 물질 그 자체보다도 작용을 중시**한다. 영양소나 노폐물을 운반하고 신체를 따뜻하게 한다. 중요한 것은 기는 혈에 올라타 살고, 혈은 기의 덕에 흐른다는 것이다. 에너지인 기가 물질에서 따로 떨어져 흐르는 것은 아니다. 반드시 물질에 내재되어 있다. 기를 전신에 운반하는 것이 혈이라는 물질이다. 그런데 반대로 물질인 혈은 기가 내재되어야만 흐를 수 있는 것이다. 죽은 인간의 혈액은 흐르지 않는다. 기가 사라졌기 때문이다. 곧, 반복하게 되는데, 에너지와 물질은 등가이다. 혈의 작용이 저하된 것을 '**혈허**', 혈의 순환이 막혀, 혼란스러워진 것을 '**혈어**'라고 한다.

진액은 체액 그 자체이며, 몸속을 흐르는 것을 진, 관절강액(關節腔液)처럼 일정

●참고문헌

1) Terasawa K, Shimada Y, et al: Choto-san in the treatment of vascular dementia: a double-blind, placebo-controlled study. Phytomedicine. 1997 Mar;4(1):15-22.

2) Suzuki, T, Arai H, Iwasaki, K, at al: A Japanese herbal medicine (Kami- Untan-To) in the treatment of Alzheimer's disease: A pilot study. Alzheimer's Reports 4(5): 177-182, 2001.

3) Yabe T, Iizuka S, et al: Enhancements of choline acetyltransferase activity and nerve growth factor secretion by Polygalae radix-extract containing active ingredients in Kami-untan-to. Phytomedicine. 1997 Sep;4(3):199-205.

한 장소에 있는 것을 액이라고 부르는데, 둘을 구별하지 않고 '수'라고 부르는 경우도 있다. 진액도 당연히 기의 덕에 전신을 순환한다. 에너지 없이 액체가 움직일 수가 없는 것이다. 진액이 부족해져 마른 상태를 '음허', 진액의 흐름이 나쁜 상태를 '담음'이나 '수체' 등으로 부른다. (땀과 음과 수체가 어떻게 다른지에 대한 논의는 취미의 영역이다.)

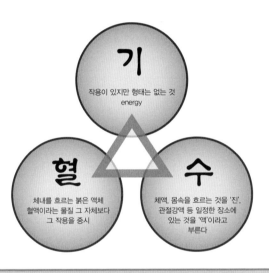

작용이 있지만 형태는 없는 것
energy

체내를 흐르는 붉은 액체
혈액이라는 물질 그 자체보다
그 작용을 중시

체액, 몸속을 흐르는 것을 '진',
관절강액 등 일정한 장소에
있는 것을 '액'이라고
부른다

4) http://onlinelibrary.wiley.com/doi/10.1111/psyg.12125/full.

5) Iwasaki K, Kobayashi S, at al: Effects of the Chinese herbal medicine "Ba-wei-di-huang Wan" in the treatment of dementia: A SPECT cerebral blood flow examination and a randomized, double-blind, placebo-controlled clinical trial for cognitive function and ADL. Geriatrics and Gerontology International 2004; 4: 124-128.

6) Iwasaki K, Kobayashi S, at al: A randomized, double-blind, placebo-controlled clinical trial of the Chinese herbal medicine "ba wei di huang wan" in the treatment of dementia. J Am Geriat Soc. 2004 Sep;52(9):1518-21.

7) Bi M, Tong S, Zhang Z, et al: Changes in cerebral glucose metabolism in patients with mild-to-moderate Alzheimer's disease: a pilot study with the Chinese herbal medicinefuzhisan. Neurosci Lett. 2011 Aug 21;501(1):35-40.

8) 大浦麻繪, 鷲尾昌一, 和泉比佐子, 森滿: 간병보험제도도입4년 …, 日老醫誌 2005 ; 42 411-6.

9) Iwasaki K, Satoh-Nakagawa T, et al: A randomized, observer-blind, controlled trial of the traditional Chinese medicine Yi-Gan San for improvement of behavioral and psychological symptoms and activities of daily living in dementia patients. J Clin Psychiatry. 2005 Feb;66(2):248-52.

10) Matsuda Y, Kishi T, et al: Yokukansan in the treatment of behavioral and psychological symptoms of dementia: a systematic review and meta-analysis of randomized controlled trials. Hum Psychopharmacol. 2013 Jan;28(1):80-6.

11) Mizukami K, Asada T, et al: A randomized cross-over study of a traditional Japanese medicine (kampo), yokukansan, in the treatment of the behavioural and psychological symptoms of dementia. Int J Neuropsychopharmacol. 2009 Mar;12(2):191-9.

12) Okahara K, Ishida Y, et al: Effects of Yokukansan on behavioral and psychological symptoms of dementia in regular treatment for Alzheimer's disease. Prog Neuropsychopharmacol Biol Psychiatry. 2010 Apr 16;34(3):532-6.

13) Monji A, Takita M, et al: Effect of yokukansan on the behavioral and psychological symptoms of dementia in elderly patients with Alzheimer's disease. Prog Neuropsychopharmacol Biol Psychiatry. 2009 Mar 17;33(2):308-11.

14) Furukawa K, Tomita N, et al: Randomized double-blind placebo-controlled multicenter trial of Yokukansan for neuropsychiatric symptoms in Alzheimer's disease. Geriatr Gerontol Int. 2015 Dec 29.

15) Matsunaga S, Kishi T, et al: Yokukansan in the Treatment of Behavioral and Psychological Symptoms of Dementia: An Updated Meta-Analysis of Randomized Controlled Trials. J Alzheimers Dis. 2016 Sep 6;54(2):635-43.

16) 神戸中醫學研究會(編著): 중의임상 방제학. 醫齒藥出版, 1992.

17) Chen CL, Young SH, et al: Chinese medicine neuroaid efficacy on stroke recovery: a double-blind, placebo-controlled, randomized study. Stroke. 2013 Aug;44(8):2093-100.

18) Chen C, Venketasubramanian N, et al: Danqi Piantang Jiaonang (DJ), a traditional Chinese medicine, in poststroke recovery. Stroke. 2009 Mar;40(3):859-63.

19) Siddiqui FJ, Venketasubramanian N, et al: Efficacy and safety of MLC601 (NeuroAiD®), a traditional Chinese medicine, in poststroke recovery: a systematic review. Cerebrovasc Dis. 2013;35 Suppl 1:8-17.

20) González-Fraile E, Martín-Carrasco M, et al: Efficacy of MLC601 on functional recovery after stroke: A systematic review and meta-analysis of randomized controlled trials. Brain Inj. 2016;30(3):267-70.

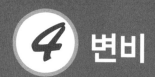

4 변비

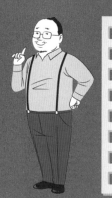

이것이 중요! 변비의 real point

1. 장관 점액분비가 감소하는 고령자에서는 마자인환을 사용!
2. 뇌졸중 후 ADL이 매우 저하된 고령자 변비에는 대건중탕을 병용한다

　변비는 고령자에서 자주 나타나는 일상 증상이다. 그런데 앞서도 잠시 언급했듯 '대황말'은 생약이다. 따라서 변비에 유효한 한방약은 대황말, 끝! 뭐 그래도 좋겠지만, **고령자 변비에 추천하고 싶은 한방처방을 한번 뽑아 달라 한다면, 무엇보다도 마자인환이 떠오른다.** 마자인환은 앞으로도 서술하겠지만 매우 잘 디자인된 이중맹검 무작위배정 비교시험(DB-RCT) 결과가 있고, 그것만으로도 세계적으로 드문 하제로 볼 수 있으며, 체력이 허약한 고령자의 변비에 매우 강력하게 추천할 수 있는 하제이다. 반면, 하제만으로는 효과를 볼 수 없는 변비도 있다. 바로 뇌졸중 후 ADL이 매우 저하된 고령자의 변비이다. 이와 관련해서도 무작위배정 비교시험 결과가 있다.

■ 근거

(1) 마자인환

　2011년, 홍콩침례대학의 Cheng Chung-Wah 그룹은 마자인환

을 활용한 매우 잘 설계된 DB-RCT 결과를 The American journal of gastroenterology에 발표했다.[1] 이 연구는 2단계로 구성된다. 우선 96명의 기능성변비(정의는 ROME III 분류에 따름) 환자를 3군으로 나누어 마자인환 1일 2.5g, 5g, 7.5g을 각각 8주간 복용시켰다. complete spontaneous bowel movement(CSBM)라는 변비의 국제적인 지표를 사용하여 비교한 결과, 7.5g 복용군이 가장 반응이 좋았다. 그 다음으로 그들은 120명의 기능성 변비 환자를 무작위로 2군에 나누어 배정하고 마자인환 7.5g과 위약을 각각 8주간 투여한 뒤, CSBM으로 변비의 개선도를 평가함과 동시에 부작용 발생 여부도 관찰했다. 그 결과, 마자인환 투여군에서는 개선이 43%에 달해, 위약군의 8.3%보다 매우 높은 개선율을 보였다. 심각한 부작용은 관찰되지 않았다. 추적률은 양군 모두 70%대였다.

이 연구는 질 높은 임상연구의 모든 조건을 완전히 갖추었다. 따라서 매우 질이 높은 근거라고 할 수 있다. 다만, 일본노년의학회의 《고령자의 안전한 약물요법 가이드라인 2015》[2]에는 연구 참가자의 평균연령이 30대였다는 것이 문제가 되어 포함되지 않았다. 결국 고령자를 대상으로 한 하제에 대한 근거는 하나도 검색되지 않았다. 그런데 대상자의 연령을 불문하고 그나마 DB-RCT가 시행된 하제 자체가 이 마자인환과 루비프로스톤밖에 없다. 그렇기 때문에 마자인환(麻子仁丸)은 뒤에서도 서술하겠지만 고령자에게 매주 적합하다.

(2) 대건중탕

토호쿠대학의 누마타 선생과 본서 저자 그룹의 보고에 따르면, (필자도 공동연구자이다) 대건중탕은 뇌졸중 후유증으로 발생한 변비를 개선시켰다.[3] 대상은 20대~90대까지의 뇌졸중 기왕력이 있으며, ROME III 분류에서 기능성변비로 진단된 환자 34명이었다. 대상자는 대건중탕 투여군

과 통상치료군으로 무작위 배정되었다. 투여 관찰 기간은 4주였고, 모든 증
례가 마지막까지 추적되었다. 투여 기간 전후로 the constipation scoring
system(CSS)과 복부 엑스레이소견으로 계산한 장관 가스량을 비교했는데,
대건중탕 투여군이 통상치료군에 비해 유의한 개선을 보였다. 일반 임상에
서는 널리 사용되는 대건중탕이지만, DB-RCT는 2015년이 되어서야 겨우
복부 수술 조기 장관연동기능개선에 관한 데이터가 보고되었을 뿐이다. [4] 작
용기전으로는 토호쿠대학의 타카야마 그룹이 발표한 상장간막동맥의 혈류
증가작용이 보고되어 있다. (**15장** 참조) [5]

■ 처방해설

- 마자인환(마자인, 작약, 지실, 대황, 후박, 행인, 봉밀)
- 주치: 비위조열(脾胃燥熱), 비약변비(脾約便秘)

  장관점막(腸管粘膜)에서 나오는 분비액이 감소하여 장관이 건조해진 결
과, 변도 건조해지고, 변비가 생긴 경우에 좋다. 본래는 위장염 때문에 발생
한 변비가 적응증이었다. 하지만, 고령자에서는 장관 점액분비 감소로 변이
쉽게 건조해지는데, 이런 병태에 쓰기 좋다. 중의학적으로보다 건조 증상이
심한 고령자 변비에는 윤장탕이 더 적합하나, 일반 진료에서는 즉효성도 필
요한데,

조금조금씩 제대로 효과를 보이며
센나나 대황말로 인한 내성이 잘 생기지 않으며,
고령자의 체력을 손상시키지 않는 것이
바로 '마자인환'이다.

마자인환에는 사하작용이 있는 대황이 들어있다. 1포당 대황 용량은 제약

회사에 따라 다소 차이가 있지만, 대략 1g 정도일 뿐이다. 제조과정에서 달이는 것을 고려하면 거기에 함유된 센노사이드의 양은 일반적으로 사용되는 대황말 1g보다 더욱 적을 것이다. 그래도 효과가 나는 것은 마자인(대마의 씨), 지실(등나무 열매) 같은 약재가 장관연동을 자극하고, 유성성분으로 변을 원활히 빠져나가게 도와주기 때문이다. 대황 용량을 줄이고, 기타 약의 약효를 추가함으로써 자연스럽게 통증 없이 배변을 도울 수 있게 한다. 특히, 마자인환은 하제를 사용하지 않으면 변이 토끼똥처럼 나오는 상황에 적용할 수 있다. 장관 가스가 많을 때는 대건중탕과 병용한다.

> 처방례: 쯔무라 마자인환 엑기스제는 1포가 2.5g인데, 노쇠(Fraily, 16장 참조)한 고령자에서는 우선 수면 전 1포부터 시작해 보는 것이 좋다. 부족하면 2포. 한번에 2포를 복용하기 어려우면 아침, 저녁으로 1포씩. 그 이상은 불필요하다.

- 대건중탕(산초 <본래는 촉초>, 건강, 인삼, 교이)
- 주치: 중초양허(中焦陽虛), 음한상역(陰寒上逆)

대건중탕 본래의 사용법은 원전인《금궤요략》의 기술을 그대로 소개해야 좀 더 이해가 쉽다.

가슴이 크게 냉(冷)하고 아프며, 구토하여 음식을 먹을 수 없다. 뱃속도 냉하여, 장(腸)이 내측부터 불어올라와 바깥에서 그 상하 움직임이 보인다. 복통이 격심하여 다른 사람이 만지지 못하게 하는 경우 대건중탕으로 치료한다.

이 기술이 **장폐색**에 매우 가깝다보니 지금까지 복부수술의 장폐색 예방에 널리 사용되어 왔다. '복통으로 배를 만지면 아파서 만질 수 없다'고 하는 것이 대건중탕을 사용할 수 있는 한 가지 목표가 된다. 고령자에게 쓸 때는 1일 상용량의 2/3, 2회로 나누어 복용 또는 1일 상용량을 3회로 나누어 복용하도록 처방한다.

처방례: 필자는 복부수술 기왕력이 있다. 하루는 장관이 갑자기 아파 장폐색을 생각할 정도가 되었다. 쯔무라 대건중탕 15포를 반 일만에 복용한 결과, 그때까지 꽉 막혀 있었던 장이 깔끔하게 편해졌고, 그대로 치료되었다. 실제로 장폐색이었는지 아닌지는 병원에서 진료를 받아보지 않아서 알 수 없다.

[이와사키 코우]

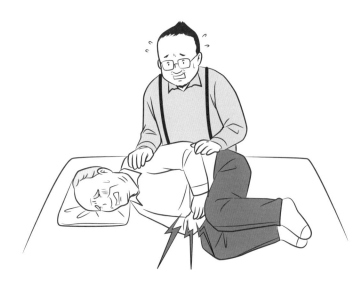

아파서 배를 만질 수 없는 복통에는 '대건중탕'이 좋다.

●참고문헌

1) Cheng CW, Bian ZX, et al: Efficacy of a Chinese herbal proprietary medicine (Hemp Seed Pill) for functional constipation. Am J Gastroenterol. 2011 Jan;106(1):120-9.

2) 日本老年醫學會, 日本醫療研究開發機構研究費-高齡者 藥物治療 安全性 研究班編輯: 고령자의 안전한 약물요법 가이드라인 2015. 메디컬뷰사, pp139-151, 2015.

3) Numata T, Takayama S, Iwasaki K, et al: Traditional Japanese Medicine Daikenchuto Improves Functional Constipation in Poststroke Patients. Evid Based Complement Alternat Med. 2014;2014:231258.

4) Yoshikawa K, Shimada M, et al: Effect of Daikenchuto, a Traditional Japanese Herbal Medicine, after Total Gastrectomy for Gastric Cancer: A Multicenter, Randomized, Double-Blind, Placebo-Controlled, Phase II Trial. J Am Coll Surg. 2015 Aug;221(2):571-8.

5) Takayama S, Seki T, Iwasaki K, et al: The herbal medicine Daikenchuto increases blood flow in the superior mesenteric artery. Tohoku J Exp Med. 2009 Dec;219(4):319-30.

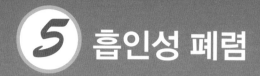

흡인성 폐렴

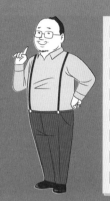

이것이 중요! 흡인성 폐렴의 real point

1. 사인이 되는 폐렴의 대부분은 고령자 흡인성 폐렴이다

2. 가성구마비의 흡인성 폐렴은 반하후박탕으로 예방할 수 있다!

폐렴은 지금도 일본인 사망 원인 3위를 차지하고 있는데

사인이 되는 폐렴의 대부분은 고령자 흡인성 폐렴이다.

이 책은 고령자 의료에 관련된 임상의를 독자로 상정하고 있으므로 흡인성 폐렴에 대해 따로 설명하지는 않겠다. 다만, 대뇌기저핵 장애에 의해 연하반사, 기침반사 중추가 손상된 가성구마비와 교나 연수가 손상된 구마비가 있는 경우, 식사할 때 직접 음식물을 흡인하게 되는 경우보단 취침 중 구강 내 음식 잔여물이나 잡균이 조금씩 폐로 떨어지는 micro-aspiration이 훨씬 흔하다는 것을 먼저 지적하고자 한다. 폐렴에 걸렸을 때의 치료는 '금식' '정맥주사' '적절한 항생제'이며, 일단 폐렴이 생겼으면 그때는 한방약이 활약할 순서는 아니다. 또한 진성 구마비는 한방으로는 치료할 수 없다. 한방약은 가성구마비에 의한 폐렴을 예방하기 위해 사용된다. 여기서 소개할 것은 완전 자화자찬이긴 하나 필자가 연구한 반하후박탕이다.

■ 근거

흡인성 폐렴 기왕력을 가지고 있는 환자에서 반하후박탕의 연하반사에 대한 영향을 무작위배정 비교시험(RCT)으로 평가 결과, 유의하게 연하반사를 개선했다. [**그림-1**][1] 그리고 파킨슨병 환자에서도 비슷하게 연하반사의 개선이 확인되었다.[2] 그리고 기침 반사도 개선된 것을 확인했다. [**그림-2**][3] 그래서 흡인성 폐렴 기왕력을 가지고 있는 고령환자에게 12개월간

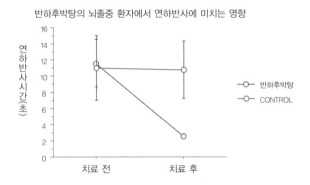

[그림-1] 반하후박탕은 연하반사를 개선시킨다 〈문헌 1)에서〉

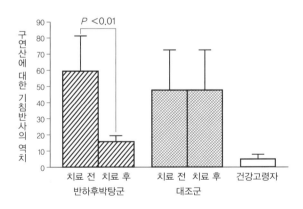

[그림-2] 반하후박탕은 기침반사도 개선시켰다 〈문헌 3)에서〉

전향적 무작위배정 비교시험을 실시한 결과,[4] 반하후박탕은 유의하게 폐렴의 발생을 감소시켰을 뿐 아니라, [그림-3] 자력 경구섭취 유지에도 유효했고, [그림-4] 1년간 관찰기간 중 정맥주사 항생물질의 총량도 줄였다. [그림-5]

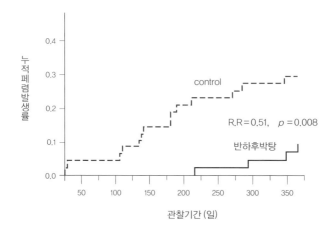

[그림-3] 반하후박탕은 폐렴발생을 억제한다 〈문헌 4)에서〉

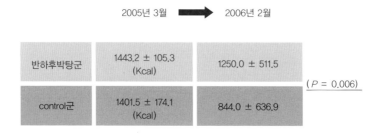

[그림-4] 반하후박탕은 1년 후 자력경구섭취량을 유지시켰다 〈문헌 4)에서 작성〉

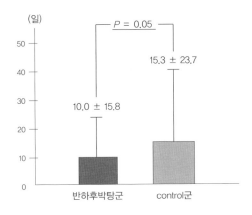

[그림-5] 반하후박탕군은 1년간 항생물질 주사를 감량하는 경향을 보였다 〈문헌 4)에서 작성〉

■ 처방해설

● 반하후박탕(반하, 후박, 복령, 생강, 자소엽)
● 주치: 담기울결(痰氣鬱結), 기체(氣滯)

원전인 《금궤요략》에는

**여성이 '구운 고기 덩어리가 목에 걸린 듯한 느낌'을 호소할 때,
이 약을 쓴다**

라는 수수께끼 같은 해설을 해두었다. 현대에 들어 이것은 인후두이상감각증, 정신과에서 말하는 '히스테리구'로 해석이 된다. 실제 우울증이 심한 신체표현성 장애를 가진 사람들에서 자주 나타난다. 한방 항(抗)우울제 중 하나라고도 해석할 수 있다. 하지만 반하후박탕은 거담제로도 사용된다. 곧 '막힌 느낌'이 들 때뿐 아니라, 실제로 가래가 인후를 막았을 때도 이 약을 사용할 수 있다.

반하후박탕의 주요 적응 병태는 가성구마비로 인두 연하반사, 기침반사가 저하되어 생긴 micro-aspiration이 발생한 경우이다. 곧, signaling(시그널 전달) 정체에 사용되는 것이기 때문에 반하후박탕이 '**기체**' 중 하나라는 것도 쉽게 이해가 된다. 논문과는 또 별도로 진성구마비 환자에게도 반하후박탕 처방을 시도해 보았지만 전혀 효과가 없었다.

위장 연동운동 저하로 발생한 위식도역류가 원인인 흡인에는 반하후박탕만으론 제대로 대응할 수 없다. 이 경우, 복령음합반하후박탕 또는 육군자탕을 사용한다. 그리고 장관 가스가 충만하고 변비도 심하여, 음식물이 아래로 내려가지 못해 역류가 생긴 경우에는 대건중탕과 병용한다. 통상적인 1일 용량을 3회로 나누어 복용시키기 시작하면, 약 2주 만에 효과가 나타나므로, 그 후에는 1일 사용량의 2/3를 2회로 나누어 복용하는 방식으로 변경하여 유지한다. 반하후박탕은 복용하는 기간 동안만 유효하며(경험적이긴 하지만), 중지 후 약 2주면 연하장애가 재발한다. 부작용으로는 과민증을 보이는 발진 보고가 수 증례뿐으로 매우 안전한 처방이기도 하다.

그런데 원래 연하반사가 저하되어 있는 환자에게 본 처방을 복용시킬 때는 어떻게 할까? '젤리, 요구르트 등에 섞는다' '끓인 물에 녹인 뒤, 연하보조제에 섞는다' '그 외, 환자가 입으로 먹을 수 있는 음식에 섞는다' 등의 복용방법을 사용할 수 있다. 이런 경우 꼭 '식전 투여'로 한정지어 지도할 필요는 없다.

처방례: 쯔무라 반하후박탕 7.5g 매일 식사에 섞어서

[이와사키 코우]

●참고문헌

1) Iwasaki K, Cyong JC, et al: A traditional Chinese herbal medicine, banxia houpo tang, improves cough reflex of patients with aspiration pneumonia. J Am Geriatr Soc. 2002 Oct;50(10):1751-2.

2) Iwasaki K, Wang Q, et al: The effects of the traditional chinese medicine, "Banxia Houpo Tang (Hange-Koboku To)" on the swallowing reflex in Parkinson's disease. Phytomedicine. 2000 Jul;7(4):259-63.

3) Iwasaki K, Wang Q, et al: The traditional Chinese medicine banxia houpo tang improves swallowing reflex. Phytomedicine. 1999 May;6(2):103-6.

4) Iwasaki K, Kato S, et al: A pilot study of banxia houpu tang, a traditional Chinese medicine, for reducing pneumonia risk in older adults with dementia. J Am Geriatr Soc. 2007 Dec;55(12):2035-40. Epub 2007 Oct 18.

6 식욕부진

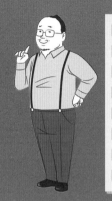

이것이 중요! 식욕부진의 real point

1. 팔방미인 육군자탕
2. 증상에 따라 대처한다!
3. 소화기계통 증상에 '기체'가 깔려 있을 때는 향소산이 좋다

고령자 식욕부진에 유효한 한방처방이 육군자탕만 있는 것은 아닌데, 최근엔 '우선 육군자탕!'이라는 풍조가 강하다. 확실히 여러 처방 중에서 근거는 가장 풍부하다. 그래서 나도 육군자탕 해설부터 한 뒤, 처방해설에선 그 가감방도 다루려고 한다. 그리고 '감기'라는 상병명을 써야만 보험적용이 이루어져 일상 임상서는 곤란한 측면도 있지만 사실 향소산도 종종 사용된다.[*] 처방해설에서 다루겠다.

■ 근거

2016년 Oteki T 그룹은 카보플라틴, 시스플라틴, 비백금제제 3종류의 항암제 치료를 받은 폐암 환자를 육군자탕 사용군, 비사용군으로 나누어 항암제 사용 7일째의 식욕을 비교하였다. 그 결과, 카보플라틴 사용례에서는 육군자탕 복용군에서 유의하게 식욕이 높은 결과를 보였지만, 시스플라틴, 비

---

[*] 역자 주: 일본의 보험 상황이다. 국내에선 향소산은 보험이 적용되지 않는다.

백금제제 사용례에서는 유의한 차이는 없었다. [1] 또한 매우 소규모 시험이 었지만, Takahashi T 그룹은 위암 환자 중 분문부 보존술을 받은 환자를 대상으로 육군자탕의 효과를 살펴보았다. 그 결과, 육군자탕은 자각증상 측면에서 개선을 보였을 뿐 아니라, (99m) Tc labeled solid scintigraphy에서 고형물에 대한 위 연동운동의 향상도 관찰되었다. [2] 비슷하게 소규모 무작위 배정 비교시험(RCT)에서 Takiguchi S 그룹은 위적출술을 받은 위암 환자를 육군자탕 투여군과 비투여군으로 나누어, 투여군에서는 Dysfunction After Upper Gastrointestinal Surger for Cancer(DAUGS, 수술 후 기능장애 평가 척도) 점수가 개선됨과 동시에 혈중 그렐린(ghrelin) 농도가 유의하게 상승하였다고 보고했다. 그렐린의 활성화는 육군자탕의 주요 약리기전으로 주목받고 있다. [3]

■ 처방해설

- 육군자탕(인삼, 백출(창출), 복령, 반하, 진피, 자감초, 생강, 대조)
- 주치: 비위기허(脾胃氣虛), 담습(痰濕)

중의학에서 '비(脾)'란 소화 · 흡수 기능 전반을 가리킨다. 위(胃)는 서양의학의 위와 다르지 않다. 소화 · 흡수 기능이 저하되고, 위의 연동운동이 떨어져 먹은 것이 멈춰있는 것이 '비위기허, 담습'이다. '담(痰)'이라든가 '습(濕)'이란 본래 정상적인 물의 대사가 막혀, 국소에 정체되어 일어나는 다양한 증상을 지칭하나, 여기에서는 섭취한 것의 잔여물이 머물러 있다는 느낌으로 표현하고 있다. 기력이 없고, 쉽게 피로하며, 사지의 무력감 등 기허 증상에 식욕부진, 소화가 잘 안됨, 소식 등 비기허 증상과 오심, 구토, 복만, 니상변 등 담습(痰濕) 증상까지도 다룬다.

- 기허: 기력이 없다, 쉽게 피로하다, 사지 무력감 등
- 비기허: 식욕부진, 소화가 나쁘다, 소식(小食) 등
- 담습: 오심, 구토, 복만, 니상변 등

담습이 심할 때는 목향, 사인을 추가한 향사육군자탕이 좋은데, 엑기스제로는 향소산과 병용하면 된다. 신물오름, 가슴쓰림이 심할 때는 황련을 추가한 황련육군자탕을 쓰는데, 엑기스제로는 황련탕이 여기에 가깝다. 스트레스가 관련되어 있을 때는 시호와 작약을 추가한 시작육군자탕이 있는데, 엑기스제로는 사역산을 병용하는 것으로 대용한다.

처방례: 쯔무라 육군자탕 5g 아침저녁 식후, 코타로 육군자탕 2포 아침저녁 식후, 쯔무라 황련탕 7.5g 매식후 등

◎증례-1 중증 심신장애자의 위식도역류

심한 위(胃)식도역류를 동반하여 종종 흡인성 폐렴이 일어난 진행된 다운증후군 환자에게 육군자탕을 처방하고 바륨의 식도통과시간을 연하조영으로 측정하였다. 그 결과, 바륨의 식도통과시간이 4분에서 30초로 단축되었고 흡인은 소실되었다.

- 향소산(향부자, 자감초, 소엽, 생강, 진피)
- 주치: 풍한표증(風寒表證)에 기체(氣滯)를 동반한다, 오한, 발열, 두통, 무한(無汗), 가슴불편감, 복만, 식욕부진 등을 보이는 경우

주치에 나열된 증상들을 보면, 이것이 위장허약인의 감기약이라는 것을 쉽게 알 수 있다. 하지만 실제 임상에서는 감기가 없더라도 단순한 가슴불편감, 복만, 식욕부진 등 '기체'에도 주효한다. 기는 생명에너지 그 자체와 그것을 통한 정보전달이라는 측면이 모두 있는데, 그 정보전달이 잘 진행되지 않는 상황이 기체이다. 다양한 정신증상이나 자율신경실조증상을 보이나, 그것이 특히 소화기계통에 나타날 때는 향소산이 좋다.

> 처방례: 일이 바빠지면, 피로하고 식욕이 없어진다는 여성에게 코타로 향소산 3포를 매식후 처방하여 1개월 만에 증상이 소실

[이와사키 코우]

● 참고문헌

1) Oteki T, Ishikawa A, et al: Effect of rikkunshi-to treatment on chemotherapy-induced appetite loss in patients with lung cancer: A prospective study. Exp Ther Med. 2016 Jan;11(1):243-246.

2) Takahashi T, Endo S, et al: Effect of rikkunshito, a chinese herbal medicine, on stasis in patients after pylorus-preserving gastrectomy. World J Surg. 2009 Feb;33(2):296-302.

3) Takiguchi S, Hiura Y, et al: Effect of rikkunshito, a Japanese herbal medicine, on gastrointestinal symptoms and ghrelin levels in gastric cancer patients after gastrectomy. Gastric Cancer. 2013 Apr;16(2):167-74.

중의학도장 2 오장육부변증(五臟六腑辨證)

중의학에서는 주요 장기를 **오장**과 **육부**로 본다. 오장은 **심장, 간장, 비장, 폐장, 신장**이며, 육부는 **위, 소장, 대장, 담낭, 방광, 삼초**이다.

이 중 삼초, 담낭 외의 육부는 서양의학과 개념이 거의 일치하여 이해가 쉽다. 모두 관강장기(管腔臟器)이다. 삼초는 체간 그 자체로 횡격막보다 위를 상초, 골반강을 하초, 그 중간을 중초라고 한다. 담낭은 사실 그 의미를 잘 알기 어렵지만, '결단을 담당한다'고 되어 있어 뇌의 기능 중 일부일지도 모른다. ('담대하다'의 담은 여기에서 나온 말이다.)

이에 비해 오장의 개념은 훨씬 어렵다. 서양의학의 장기개념과는 상당히 다르기 때문이다. 사실 '오장이란 무엇인가?'와 관련된 다양한 담론이 있어왔다. 그것을 무리하게 통일시켜 이해하려니 때때로 무리가 따른다. 이런 측면이 있다는 것을 숙지하고 대략적으론 다음과 같이 이해하길 추천한다.

①**심장** 의식(신)에 관계하여 사유활동을 주관하고 혈맥을 주관한다. '혈맥을 주관한다' 만이 서양의학과 공통되는 면인데, 혈액순환이 정상이어야 의식이 있고, 의식이 있어야만 사유활동이 가능하다고 생각했는지도 모르겠다.

②**폐장** 호흡을 통해 천기(天氣)를 흡수하며, 〈백(魄)을 저장한다 함〉 위가 흡수한 음식의 기와 합쳐 전신에 보낸다. 그리고 진액을 전신에 보내는 기능도 한다.

③**간장** 정동, 자율신경계의 중추이다. 〈혼(魂)을 저장한다 함〉 자율신경계의 중추로써 자율신경계기능을 이용해 전신의 혈류량을 조절하기도 한다. 시각에도 관계한다. 곧. '동물적 뇌' 부분이다. 원시적이긴 하나, 생존에는 꼭 필요하다.

④**비장** 사실 현재의 췌장이라 부르는 장기의 기능을 지칭하며, 소화·흡수 기능 전반을 가리킨다. 고대 해부학에서 췌장은 대망이나 내장지방에 가려져 발견되지 않았다. 그래서 현재의 비장이 소화관 조절을 하는 것으로 생각했을 듯하다. 제대로 먹지 못하면 머리도 둔해진다. 그래서 비장은 의(意)를 저장한다고 한다.

⑤**신장** 신은 팔미지황환 처방해설 (3장 참조)에서 설명한 것처럼 생명의 근원인 정을 저장하며, 생식을 주관하며, 수분대사를 담당한다. 정은 genome이라 생각해도 크게 틀리지 않다. gene expression을 담당하는 그 자체가 신이다. 그럼 도대체 신장이 어떻게 수분대사를 주관한다고 하는 것일까? 그건 과거 사람들의 머리로 생각해보지 않으면 안 된다. 지금이야 생식과 비뇨기능을 따로 분리하여 생각한다. 그런데 고대인도 해부를 했다. 고대인들이 해부해보니, 생식기와 비뇨기가 모두 함께 있었기 때문에 그렇게 생각했던 것일 것이다.

'뇌는 어디 있나?' 라고 하실 분들도 있을지 모른다. 뇌는 수(髓), 골(骨), 맥(脈), 여자포(女子胞, 자궁)와 함께 **기항지부(奇恒之腑)**'로 분류된다. 옛날 사람들은 뇌를 보고도 어떤 역할을 하는지 잘 몰랐던 것 같다. 뭐 그런 것 같다. 다른 장기들과 어떻게 연결되는지를 알기 어렵고, 잘라 보아도 회색 두부 같은 것이 뭉쳐져 있는 것

같아 보이니까. 중의학에서도 청대에 이르러 서양의학의 영향을 입어 치매 (3장 참조) 항목에서 소개한 왕청임 같은 의사는 '뇌허'라는 개념을 사용하긴 했는데, 결국 정착되지는 못했다.

이상으로 오장육부 관련 설명을 마친다. '어? 왜 장은 5가지인데, 부는 6가지인가?' 아 그것은 곧 중화사천년의…, 요약하자면 나는 잘 모른다. 뭐 이런 개념은 모두 과거의 훌륭한 제왕인 황제가 신하인 명의들과 문답하여 만들어 낸 《황제내경》이라는 책에 쓰여 져 있는 것이기 때문에 정 궁금하다면 황제에게라도 물어보는 수밖에 없겠다.

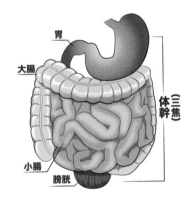

담낭은… (잘 모르겠다)?

그리고 빼먹을 뻔 했던 것이 있는데, 육부는 시대적으로 변천이 심했는데, 현재 우리가 말하는 육부는 무리하게 지금의 형태로 정리한 느낌이 농후하다. 오장(심, 간, 비, 폐, 신)은 《오행론》이라는 사상이

기초가 되어 기원전에 쓰여 지기 시작한 것으로 알려진 《황제내경》에서 지금에 이르기까지 대략적으로 일치한다. 중국인들은 무엇이 어찌되었든 주요 장기를 5가지로 정리하지 않으면 안 되었던 모양이다.

《오행론》을 살펴보자. 오행론이란, 이 세계가 **목화토금수**라는 5가지 요소로 환원할 수 있다는 사상이다. '뭐라고?' 우스워 보이는 이야기지만 실은 고대 그리스철학, 고대 인도의학 모두 비슷한 견해를 보였다. 이것은 현대과학에서의 '소립자' 개념에 가깝다. 복잡한 천연현상을 환원시켜 보면, 뭔가 기본적 존재에 다다른다는 견해이다. 나는 물리를 잘 모르기 때문에 현재까지 밝혀진 소립자의 수가 몇 개인지는 알지 못하지만, 고대인은 그것이 목화토금수 5가지였다고 생각했던 것이다.

무턱대고 비과학적이라고 할 순 없다. '모든 것이 신의 뜻에 따라서'라는 것보다는 훨씬 과학적이다. '이 세계에는 기본적인 법칙이 있다'는 사고방식이기 때문이다. 어떤 복잡한 자연현상이든 무언가의 법칙에 지배받고 있고, 그 법칙을 이해하면 자연현상을 이해할 수 있다는 것으로, 《오행론》은 매우 과학적인 사상이다. 그 환원요소가 목화토금수 5가지였기 때문에 오감(그러고 보니 이 오감의 유래도 《오행론》이다)에 의존해 사물을 관찰할 수밖에 없었던 고대인으로서는 극히 자연적이었던 것이라 할 수 있다. '왜 하필 오장이야?'라는 질문을 하게 되는 기분은 이해하지만, 인류의 과학적 탐구의 노력이 반영된 것으로 이해해 주길 바란다.

⑦ 감기와 독감

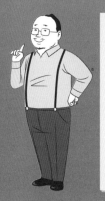

이것이 중요! 감기와 독감의 real point

1. 마황탕은 타미플루보다 좋은 해열효과가 있음
2. '감기에 갈근탕' 같은 단순화는 안 돼!

감기에 사용하는 한방처방, 중성약(中成藥) 이중맹검 무작위배정 비교시험(DB-RCT)을 직접 검색해 보지는 못했다. 다만 중국에서 시행한 체계적 문헌고찰[1]에 따르면, 중국에서는 무작위배정 비교시험(RCT)이 6개 시행되었고, 이 중 4개는 중문문헌, 2개는 영문문헌이었다. 그 연구결과를 종합하여 분석한 결과, 중성약은 감기에 유효하다는 결론을 내었다. 그렇지만 각각 다른 약제를 사용한 연구데이터를 통합하여 분석한 것이 옳을지 필자는 잘 모르겠다. PubMed에서 abstract를 읽어보았을 뿐, 전문을 다 읽어보지는 않아 이 이상 추궁은 할 수 없다.

일반론을 이야기하자면, 감기에 한방이 효과를 보이는지 RCT나 DB-RCT를 시행하는 것은 무의미하다. 너무나도 당연한 일에 대규모의 근거를 찾아가는 것은 바보 같은 일이라고 앞서 언급한 '낙하산의 예'에 해당하는 이야기이다. (2장 참조) 하지만 감기에 갈근탕이 효과가 있다는 것조차 믿지 않는 의사들도 있기 때문에 누군가 해주면 좋을 지도 모르겠다. 내가 아닌

누군가….

독감 쪽은 몇몇 RCT가 있다. 일본에서도 마황탕 RCT가 나왔으며, 중성약 DB-RCT도 있다.[2][3] 독감 정도 되면 '뭐, 효과 있겠지' 정도로 넘어갈 수 없기 때문에 RCT도 필요하다.

■ 근거

Kubo T 그룹은 소아를 대상으로 마황탕 단독 투여군 17명, 타미플루 단독 투여군 18명, 타미플루와 마황탕 병용군 14명으로 나누어 발열일수를 비교했다.[4] 그 결과, 마황탕 단독투여군, 병용군 모두 타미플루 단독군보다 유의하게 해열이 빨랐다. 그리고 Nabeshima S 그룹은 성인을 대상으로 마황탕군(10명), 타미플루군(8명), 리렌자군(10명)으로 나누어 RCT를 시행한 결과, 해열시간이 각각 29시간, 46시간, 27시간으로 나타나, 마황탕은 타미플루보다 유의하게 빠른 해열시간을 보였다. 바이러스 발현량이나 IFN-α, IL-6, IL-8, IL-10 등의 사이토카인 활성은 모든 군에서 차이가 없었다.[5]

중국에서는 마황, 백모근, 갈근, 계지, 행인, 건강, 감초로 구성된 안체위(安體威)라는 중성약에 대해 대규모 DB-RCT를 내놓았다.[6] A형 독감 확진을 받은 225명을 포함한 480명의 독감 유사 증상을 보이는 환자를 대상으로 한 DB-RCT였는데, 안체위(安體威)는 해열시간 측면에서 위약보다 17% 빨랐고, 관련증상 점수는 50% 떨어졌으며, 이 두 수치 모두 통계적으로 유의한 값이었다.

■ 처방해설

● 마황탕(마황, 계지, 행인, 자감초)
● 주치: 태양병상한(풍한표실증)

'**상한**'(오한으로 시작되는 감염성 염증질환의 총칭. 자세한 내용은 **중의학도장 3 '육경변증'. 8장** 참조) 초기에 오한, 두통, 신체통, 무한, 기침, 호흡곤란, 맥이 부긴(浮緊)해진 경우에 사용한다. **오한**이란, 아무것도 하지 않아도 한기가 드는 상황을 말한다. 비교적 심한 한기를 보인다. 여기에 '두통을 동반' '땀이 나지 않음' '고열' '맥에 긴장도가 있음' (부긴의 반대를 부완(浮緩)이라 한다) 등이 중요하며, 바람을 쐬면 추워지는 정도 (오풍이라고 함)의 가벼운 한기나 뚝뚝 땀이 나며 (**자한**), 맥이 약할 경우에는 사용할 수 없다. 그런 경우에는 다음에 나올 계지탕을 사용한다.

> 처방례: 쯔무라 마황탕. 우선 3포를 따뜻하게 복용. 땀이 나고 열이 잡히면 중지. 열이 잡히지 않으면 3시간 후에 2포.

◎증례-1 21세 남성

38.2℃ 고열에 인후통을 동반한 상태로 내원한 21세 남성. 독감신속검사키트에서는 음성이었지만, 증상과 발생 시기를 고려하여 임상적으로 독감으로 진단. 쯔무라 마황탕 4포, 코타로 길경석고 4포를 1일 4회로 나누어 복용시켜, 2일 만에 치료되었다.

● 계지탕(계지, 작약, 자감초, 생강, 대조)
● 주치: 태양병중풍(풍한표허증)

상한초기로 오풍, 두통, 신체통(모두 마황탕증보다는 약함), 땀흘림(자한), 콧물이 줄줄 흐르며 재채기하는 경우에 사용한다. 맥은 부완(浮緩). 곧 전체적으로 마황탕 적응증보다 증상이 약하고 맥에도 긴장이 없다. 이것은 단순히 병태가 '가벼운' 경우이기도 하지만, 투병반응이 약해서 오히려 중증화되는 경우도 있으므로 가볍게 다루어서는 안 된다. (**칼럼 2** 참조) 계지탕 복용 후에는 뜨거운 죽이나 우동을 먹어 따뜻하게 한 상태로 휴식을 취한다. 촉촉하게 땀을 흘리면 바로 옷을 갈아입는 등의 주의도 필요하다. 오풍이 있는데, 뒷목이 뻣뻣하고, 땀이 나지는 않는 경우에는 갈근탕을 사용한다.

> 처방례: TJ45 계지탕 3포/1회를 온복. 1~2회 (3시간 정도에 걸쳐)

칼럼 2 상한과 중풍

마황탕을 사용해야만 하는 태양병상한과 계지탕을 사용해야 하는 태양병중풍의 차이는 본문에서 설명한대로인데, 이 내용은 현대중의학에 기초한 사고방식이다. 계지탕은 그 원형이 전한시대 분묘에서 출토되었다고 할 정도로 긴 유서가 있는 처방이지만, 그 시대 서적인 《황제내경》을 들여다보면 전혀 다른 논의가 전개되고 있다.

상한은 겨울같이 추운 시기에 걸린 감기로, 이른바 계절성 독감 같은 것이다. 잠시 힘들더라도 대부분 자연 치유되는 이런 것을 과거에는 계절에 맞은 풍 '**정풍**'이라고 했다. 이에 반해 드물지만, 계절과 관계없이 갑자기 발생해서 사람을 가리지 않고 감염시키며, 사회를 대혼란에 빠뜨리는 감염증이 있다. 예를 들어 신종플루나 SARS, MERS 같은 것이다. 이것은 '**적풍**'이라고 부른다. 그리고 계지탕은 적풍의 치료약이었던 모양이다.

전한대는 황하 중류지역인 장안에 수도가 있었는데, 계지 같은 약재는 지금의 광동성 이남이 아니면 자랄 수 없었기 때문에 함부로 입수할 수 없던 귀중한 약재였다 이것을 일상적으로 사용했을 수 없을텐데. 적풍에는 이 처방이 아니면 사용할 수 없었다고 했던 것이다. 당연히 계지탕을 복용했던 것도 일부 고귀한 사람들에 국한되었을 것이다. 그 후 시대가 지나면서 중국의 기후도, 사회상황도 변하며, 지금의 형태로 정착되었을 것이다.

- 향소산(향부자, 자감초, 소엽, 생강, 진피)
- 주치: 풍한표증에 기체(氣滯)가 동반되어 오한, 발열, 두통, 무한, 가슴 불편 감, 복만, 식욕부진 등을 보이는 경우

또한, 위장허약하며 오심, 복만 등을 동반한 감기에는 전술한 향소산을 사용한다. (6장 참조)

- 마황부자세신탕(마황, 부자, 세신)
- 주치: 상한소음병(양허, 풍한표증)

한기라고 하기보단 전신이 속에서부터 차갑고 고열은 없으며, 단번에 체력이 소실되어 누워서 일어나지 못하게 되어 버린 경우 마황부자세신탕을 사용해야만 한다.

오한이 심하고, (부들부들 떨게 되는 오한은 아님. 몸속에서부터 나오는 냉증. 특히 사지가 차갑다고 느낌) 발열은 경도이며 땀이 나지 않고, 두통이 있고, 몸이 매우 무겁고, 한결같이 누워 있고 싶고, 맥이 무력해진 것. 이것은 고령 환자처럼 매우 체력이 약한 사람이 감기에 걸려 단번에 쇠약해진 병태이다. 면역체계 반응이 약하기 때문에 증상도 가볍게 보일 뿐, 이차감염을 합병하거나, 감염을 계기로 심부전이 발생하여 쉽게 중증화될 수 있기 때

문에 신중하게 경과를 관찰해야 한다. 맥이 매우 무력할 때는 이 병태를 고려한다.

처방례: 코타로 마황부자세신탕 2캡슐, 3시간 마다 3회

◎ **증례-3 감기로 한기가 느껴진다고 떠벌리며 내원한 80대 여성**

물어보니 벌써 2주 전부터 '춥다춥다'고 하고 있다. '약간 두통도 있다'라고 했다. 맥을 짚어보니 우선 손이 차가웠다. 맥은 침연약(沈軟弱). 설은 부태(腐苔). 가족들 이야기론 난로를 사용해 보라해도 본인이 싫다며 사용하지 않는다고 한다. 수일 전 감기라고 생각하여 체온을 측정해보니 33℃밖에 되지 않아 놀라서 주변에 있는 K병원으로 갔다. 그래서 '몸을 따뜻하게 하는 한방약'을 처방을 받고 싶다고 해서,

'갈근탕 + 보중익기탕 1주일분'!!!

을 복용했는데, 점점 한기가 악화되었다고 한다.

한방을 전문으로 하는 선생님들은 알고 있었지만, 전형적인 말 그대로 소음병기(중의학도장 3 '육경변증', 8장 참조!) 였다. 음양 모두 허한데, 양허가 심해서 급하게 양을 구하지 않으면 저체온증에 빠져 회복시킬 수 없는 상황이었다. 이전 의사가 처방한 약은 중지하고, 마황부자세신탕을 처방하고 철저히 신체를 따뜻하게 하도록 한 뒤, 다음 주 내원하도록 했다. 1주 후, 환자는 거의 치유되었다. **'소음병기에 태양병기에나 쓰는 갈근탕을 사용해서는 안 된다'**라는 것을 이해하지 못한 의사가 한방약을 처방하면 이런 일도 발생한다. 이런 경우, 나로선 '중의학도장' 내용을 보여주고 싶다. 잘못된 한방처방은 터무니없는 결과를 불러일으키기도 한다.

● 대청룡탕(마황, 계지, 자감초, 행인, 생강, 대조, 석고)
● 주치: 표한열울(表寒熱鬱)

매우 높은 고열을 보이는 독감에는 원래 마황탕보다 대청룡탕이 적합하다. 심한 오한, 고열, 무한, 번조(煩躁), 신체무거움, 맥부긴(浮緊)에 사용한다. 의료용 엑기스제가 없지만, 약물 구성을 고려하여 마행감석탕 2포에 계지탕을 1포 합방하면 만들 수 있다. 반드시 심한 오한발열을 보이며, 땀이 나지 않는 경우에 사용해야 한다. 오풍, 자한이 있으면 계지탕 적응증상이므로 절대 사용해선 안 된다.

처방례: TJ55 마행감석탕 2포 ⎫
　　　　TJ45 계지탕 1포 　 ⎭ × 4회/1일. 3일분

◎증례-4 아데노바이러스 감염

　임상 증상은 독감과 거의 유사하나, 신속검사 결과 아데노바이러스 감염으로 판명된 환자에게 대청룡탕을 처방할 의도로 'TJ55 마행감석탕 2포 TJ45 계지탕 1포' × 4회/1일을 사용하자 3일 만에 치유되었다.

- 은교산(연교, 금은화, 길경, 박하, 죽엽, 생감초, 형개, 담두시, 우방자)
- 주치: 풍열범위(風熱犯衛)

　일본에는 보험적용이 되는 의료용 엑기스제는 없고, 따로 마땅히 대용도 불가능한 처방이다. 그런데 왜 이런 약을 여기서 소개할까? 이유는 이 약의 주치(主治)인

풍열범위(風熱犯衛)는 의료용 엑기스제 한방제제로는 치료할 수 없다

는 것을 알아주길 바라기 때문이다. **풍열범위**란 발열이 있지만, 한기는 미약하고, 오히려 열감이 있는 상황이다. 그 외로 땀이 깔끔하게 나지 않고, 두통, 구갈, 기침, 인두통, 인두발적 등 풍사증상을 보인다. 지금까지 설명해온 처방들의 적응증과 결정적으로 다른 것은 발열에 비해 오한이 적고, 오히려 **오열(惡熱)**해 한다는 점이다. '오한으로 시작하는 질환', 곧 상한과는 다르다. **온병**이라고 한다. 일본의 의료용 한방엑기스제제 목록 중에는 온병에 대한 처방이 없다. 발열에 비해 오한이 적고, 열감이 심할 때는 의료용 엑기스제제 치료로는 해결이 어렵다. OTC(일반용 의약품) 엑기스제로는 판매되고 있으므로 한방제제를 잘 갖추고 있는 약국에 가서 사서 복용한다면 모를까. (역자 주: 국내 상황 역시 마찬가지이다. 국내 의료보험용 한방엑기스제 56종 중에도 은교산은 포함되어 있지 않다.)

처방례: 은교산(銀翹散) 엑기스 과립 A 크라시에 1회 2포, 3회/1일 식간 또는 식전. OTC임.

◎증례-5 48세 남성, 평생 건강

어제(2017년 4월 8일)부터 재채기, 콧물이 나오고 몸이 무거워 소청룡탕을 복용하고 잤지만 전혀 좋아지지 않았다. 오늘은 목구멍이 아프다. 맥은 부긴(浮緊). 인두점막발적이 있으나, 화농소견은 없다. 한기는 없는데, 체온은 37.1℃로 평상시 체온인 35℃에 비하면 열이 나고 있었다. 풍열범위로 변증하여 센다이시내 약국에서 은교산 엑기스과립 A 크라시에를 구하여, 배량 3회 복용시킨 결과, 인두통이 경감되고, 저녁 식사를 할 수 있었다. 그 후 치유. '풍열범위'로 변증한 결정적인 단서는 한기가 없는데 발열하고, 인두염이라는 염증소견을 보였다는 점이었다. 봄은 '춘온'이라고도 하여, '온병'이 잘 일어나는 것으로 알려져 있다.

마황탕, 계지탕, 갈근탕의 용법, 용량은 보통의 일상적 방법과 다르다. 우선 3포를 끓는 물에 녹여 그 자리에서 복용하며, 모포를 걸치고 30분 정도에 걸쳐 안정한다. 촉촉하게 땀이 나면 잘 씻어내고 몸이 편해지면 귀가하도록 한다. 귀가하면 3~4시간마다 2포를 비슷하게 뜨거운 물에 잘 녹여 복용하고, 따뜻함을 유지시키며 자고, 땀이 나면 옷을 갈아입도록 지시한다. 계지탕의 경우, 복용한 뒤 뜨거운 죽이나 우동을 먹길 추천하는데, 갈근탕, 마황탕에는 이러한 지시를 할 필요 없다. 이렇게 해서 3회 정도 복용시켜 만약 치료되지 않으면, 그 이상 복용하더라도 쓸데없기 때문에 다시 진찰하지 않으면 안 된다.

이상은 감기 초기의 한방약 사용방법이었다. 감기는 물론, 장기화될 수 있다. 오히려 의료기관에 오는 것은 장기화된 경우가 많은 듯하다. 인두염, 기관지염, 열이 올랐다내렸다를 반복한다. 소화기증상을 동반하기도 한다. 고전인《상한론》은 오한으로 시작하는 감염성 염증질환을 '**상한**'이라고 총칭하며, 그 경과를 **태양, 양명, 소양, 태음, 소음, 궐음**이라는 6가지 스테이지(육경)로 나누어 상세하게 대응법을 논해 두었다. 그 내용에 대해서는 **중의학도장3** (8장 참조)에서 해설하겠으나, 몇 가지 중요한 처방은 미리 소개해 두겠다.

● 소청룡탕(마황, 계지, 반하, 건강, 세신, 오미자, 작약, 자감초)
● 주치: 풍한속표(風寒束表), 수음내정(水飮內停), 또는 담음의 천해(喘咳)

풍한속표, 수음내정이란, 오한, 발열, 무한, 습성기침, 맑은 가래, 물 같은 콧물 등을 동반한 것을 지칭한다. 담음의 천해란 간단히 천식발작을 의미하는 것이라 해석해도 좋다. 콧물이나 맑은 가래가 많이 나오는 감기나 꽃가루 알레르기, 천식발작일 때마다 사용한다. β 자극제 흡입과 함께 사용도 한다. 즉효성은 있지만, 기도의 만성염증을 완치시킬 수는 없으므로 어디까지나 대증요법이다.

처방례: 쯔무라 소청룡탕 9g 매식전

◎증례-6 삼나무 꽃가루 알레르기

삼나무 꽃가루 알레르기로 3월 즈음의 증상에 사용한 적이 있다. 덧붙여 이야기하자면 2월 추울 때는 마황부자세신탕, 4월 들어 따뜻해지면 형개연교탕을 사용한다. 하지만 꽃가루 알레르기로 코막힘이 심하면 점비 스테로이드가 가장 잘 듣는다. 무엇에든 한방을 고집할 필요는 없다.

- 소시호탕(시호, 황금, 인삼, 반하, 자감초, 생강, 대조)
- 주치: 소양반표반리(少陽半表半裏)

감기가 낫지 않고 수일을 경과하여 열이 올랐다내렸다를 반복하고, 그때마다 한기와 열감이 교대 (한열왕래)하는 상황에 쓴다. 옆구리가 팽창되는 듯하며 고통스럽고, 가슴불편감, 식욕부진, 오심, 입이 씀 등의 소화기증상을 동반한다. 맥이 **현(弦)**이라고 해서 활의 줄을 당겨놓은 듯 팽팽하게 긴장되어 있다. 이것은 상한이 초기 태양병기에서 변하여 소양병기가 된 징후이다. 이럴 때, 소시호탕을 사용한다. 급성 간염의 일시기 증상과 비슷해서 과거에는 간질환에 무턱대고 사용되어 왔고, 그 결과 간질성 폐렴이 일어났다는 것을 다들 알게 되어 지금은 그다지 사용되지 않는 처방이지만, 상기한 것과.같은 경우 소시호탕이 아니면 치료가 안 된다.

인두통을 동반한 경우에는 길경과 석고를 추가한 '소시호탕가길경석고'를 사용한다. 부종이나 수양변을 동반한 경우에는 오령산을 추가한 '시령탕'을 사용하고, 가슴쓰림, 기침, 객담오심, 구토 등 담습 증상이 심하면 반하후박탕을 합한 '시박탕'을 사용한다.

> 처방례: 발생하고 3, 4일된 인두염으로 세균성 화농소견을 보이지 않는 경우에, 쯔무라 소시호탕가 길경석고 7.5g 매식전 5일분

●●●

● 마행감석탕(마황, 행인, 석고, 자감초)
● 주치: 외한풍사(外寒風邪), 폐열(肺熱)

한마디로 요약하자면 기관지염약이다. 발열, 기침, 호흡촉박, 호흡곤란, 정도가 심하면 코호흡. 땀은 있지만 없어도 좋다. 상백피를 추가한 오호탕도 거의 비슷한 처방이다. 가래가 많으면 오호탕과 이진탕을 합방하여 오호이진탕으로 사용한다.

> 처방례: 심한 기침과 농성 가래를 동반한 급성 기관지염. 쯔무라 오호탕 10g, 쯔무라 이진탕 10g, 매식전과 취침 전, 7일분…, 항생제 세팔렉신 3알 3회로 나누어 복용. 세균성 기관지염이더라도 항생제는 필요없다고 생각하여 일반 진료에서는 좀처럼 이 정도까지는 쓰고 있지 않다.

[이와사키 코우]

●참고문헌

1) Li G, Cai L, Jiang H, et al: Compound Formulas of Traditional Chinese Medicine for Common Cold: Systemic Review of Randomized, placebo controlled trials. Altern Ther Health Med. 2015 Nov-Dec;21(6):48-57.

2) Wang L, Zhang RM, et al: Chinese herbs in treatment of influenza: a randomized, double-blind, placebo-controlled trial. Respir Med. 2010 Sep;104(9):1362-9.

3) Duan ZP, Jia ZH, et al: Natural herbal medicine Lianhuaqingwen capsule anti-influenza A (H1N1) trial: a randomized, double blind, positive controlled clinical trial. Chin Med J(Engl). 2011 Sep;124(18):2925-33

4) Kubo T, et al: Antipyretic effect of Mao-to, a Japanese herbal medicine, for treatment of type A influenza infection in children. Phytomedicine. 2007 Feb;14(2-3):96-101.

5) Nabeshima S, Kashiwagi K, et al: A randomized, controlled trial comparing traditional herbal medicine and neuraminidase inhibitors in the treatment of seasonal influenza. J Infect Chemother. 2012 Aug;18(4):534-43.

6) Wang L, Zhang RM, et al: Chinese herbs in treatment of influenza: a randomized, double -blind, placebo-controlled trial. Respir Med. 2010 Sep;104(9):1362-9.

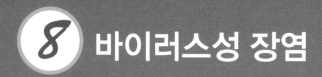

8 바이러스성 장염

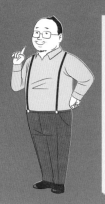

이것이 중요!
바이러스성 장염의 real point

1. '꿱~꿱~'거릴 때는 일단 오령산
2. 물을 마실 수 없으면 '오령산 장관주입'이라는 방법도!

　바이러스성 장염을 다룰 시간이다. 최근에는 노로바이러스 감염이 주목을 끌고 있다. 노로바이러스 감염 시 수분 섭취가 중요한데 물을 마실 수 없으면 우선 정맥주사를 할 수밖에 없다. 하지만 구토를 멈추기 위해서는 오령산을 장관주입하는 방법도 있다. 오령산의 임상적 근거는 없지만, 아쿠아포린(aquaporin: AQP) 통로에 대한 약리기전이 슬슬 밝혀져가고 있다.

　환자가 설사와 함께 구토하며 '꿱~꿱~' 거릴 때, 한방을 하는 의사라면 맥과 혀 정도는 진찰하겠지만, 한가롭게 변증을 하고 있을 여유는 없다. 특히 고령자의 경우, 빨리 조치하지 않으면 탈수에 빠져버릴 지도 모른다. 물을 마실 수 있다면 일단 오령산을 1포 복용시킨다. 구역이 심해서 마실 수 없으면 오령산 엑기스 1포를 미지근한 물에 녹여 5mL 주사기로 장관주입하면 구역이 감소한다. 자 한 번 해보고 효과가 없다면 지체 없이 정맥주사를 하도록 하자.

■ 처방해설

- 오령산(저령, 택사, 백출(창출), 복령, 계지)
- 주치: 축수(외유표증, 내정수습), 곽란, 수습내정, 담음

축수는 상한태양병기에 발생하는 수체이며 바이러스성 장염이 여기에 해당한다. **곽란**은 여름철에 차가운 것을 많이 섭취했을 때 구토설사, **수습내정**은 비기허(소화 · 흡수 기능이 약해진 상태)에서 생기는 설사를 가리킨다.

> 처방례: 쯔무라 오령산 1포 (2.5g), 5mL 미지근한 물로 장관주입

◎증례-1 소아의 감염성 구토 설사

필자가 의사면허 취득 후 초기연수를 받던 1990년경에는 한방을 거의 알지 못했다. 그런데 당시, 연수병원 야간구급카트에 유일하게 상비되어 있던 것이 오령산이었다. 당시에도 노로바이러스 감염 같은 소아 구토 설사 환자에게 오령산 장관주입을 자주 사용했다.

- 마자인환(마자인, 작약, 지실, 대황, 후박, 행인, 봉밀)
- 주치: 비위조열(脾胃燥熱), 비약변비(脾約便秘)

여담이지만, 여기에서 응용편 수준의 치료를 한 가지 소개하고자 한다. 급성 바이러스성 위장염은 충분히 설사를 시키는 편이 치료에 좋다. 하지만 염증이 낫지 않았는데 설사가 먼저 멈춰버리는 경우가 있다. 이러면 복부가 팽만하여 고통스럽고, 경도 발열이 있으면서 충분히 설사하지 못해 '이러지도 저러지도 못하는 상태'가 된다. 이럴 때 변비편에서 소개한 마자인환을

중의학도장 3 육경변증(六經辨證)

육경변증은 상한이라는 질환에 적용된다. **상한**이란 요약하자면 '오한'으로 발생하는 감염성 염증질환이다. 많은 감염증, 염증성 질환이 여기에 포함되는 것은 분명하나, 이미 서술한 것처럼 '오열'로 발생하는 온병은 통상 따로 구별하여 논하고 있다. 사실, 고대의 '상한'은 온병도 포함하고 있었다. 곧 '감염성 염증질환=상한'이었던 것이다. 상한과 온병을 명확하게 나누게 된 것은 비교적 최근의 일이다.

어쨌든 상한은 그 진행과정에 따라 **태양, 양명, 소양, 태음, 소음, 궐음** 6단계(6병위)로 분류된다. 이것이 육경이다. 그 전체 모습을 파악하기 위해선 체온 그래프를 한 번 보면 된다. (**그림-1**)* 염증성 질환이 발생하여 체온이 급상승하며, 동시에 오한과 통증이 생기는 초기가 '태양', 염증이 최고에 달하며 지속열(38~39도 범위 안에서 하루 체온의 높낮이가 1도 이내로 계속 유지되는 열)이 나타나는 것이 '양명', 염증이 장기화되어 치유되어 가거나, 체력이 소모되어 염증이 약해져 열이 올랐다내렸다하는 것이 '소양'. 여기까지는 투병반응이 명확하므로 염증소견 위주이다.

하지만 염증이 더욱 장기화되면 오장 기능이 손상을 받아 기능장애가 전면에 나타나게 된다. 주로 비위 (소화 · 흡수 기능

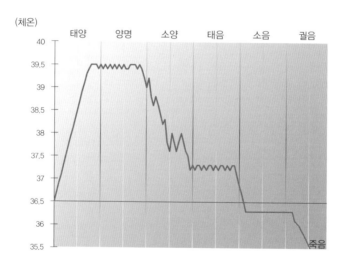

[그림-1] 육경의 체온도

*육경을 체온 변화로 설명하는 것은 일종의 편법이다. 본래는 신체부위로 나누는데 그렇게 하면 이해하기 어렵기 때문에 이 책에서는 이 설명방법을 사용한다.

전반)의 손상이 눈에 띄는 것이 '태음', 순환동태에 이상이 생겨 쇼크 등이 발생하는 것이 '소음', 이미 파괴되어 다(多)장기부전에 빠진 것이 '궐음'이다. 염증성 질환 중 상한일 경우에는 이 육경의 어디에 위치하는 가를 우선 파악해야만 한다.

육경변증은 《상한론》이라는 책에 상세히 적혀 있다. 《상한론》은 후한 말기 경 초판이 작성되기 시작하여 몇 번 유실과 재편집을 받아오다가 송대에 대략의 형태가 정리되었고, 명대가 되어 지금까지 전해지는 판본이 완성되었다. 이름 그래로 '상한'을 논한 책이지만 《상한론》에 등장하는 처방들은 동시에 다양한 만성질환, 정신질환에도 응용할 수 있는 경우가 많아 방제학의 기본이 된다. 일본동양의학회 학술교육위원회편 《입문한방의학》을 포함한 많은 일본의 상한론해설서는 이 육경변증을 태양, 소양, 양명, 태음, 소음, 궐음 순으로 나열하며, 양명과 소양의 순서를 바꾸어

놓고 있다. 이것은 오류이다. 지금 전해져오는 《상한론》의 가장 오래된 판은 송판 《상한론》이라 불리는 조개미본(趙開美本)인데, 이것 외에 그 이후 유래가 확실한 판본들을 보더라도 모두 순번이 태양, 양명, 소양으로 되어있다. 양명과 소양의 순서를 바꾼 것은 후세 의사들로 전통적으로 내려온 이야기는 아니다.

물론, 실제 임상에서 증상은 육경의 순서 그대로 나타나기도, 수단계를 건너뛰어 나타나기도 한다. 처음부터 소음에서 시작하는 경우도 있다. 하지만 어찌되었든 각 단계별로 상황에 맞춰 적절히 치료한다면 '나을 수 있다'는 것이 《상한론》의 가르침이다. 전통의학이기 때문에 전통을 구현하는 고전은 중요할 수밖에 없다. 고전의 내용을 수정하려면 그 나름의 근거를 보여야만 한다. 아무 이유도 들지 않고 고전의 순서를 바꾸어버린 것은 필자로선 납득하기 어렵다.

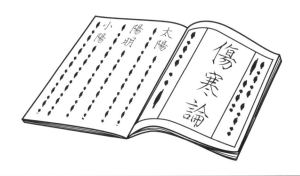

[이와사키 코우]

사용해서 사하시켜 보길 바란다. (**4장** 참조) 마자인환 2포를 한번만 복용해도 좋다. 설사를 하면 증상은 급격히 편해진다. 다만, 물론 수분과 전해질 공급을 충분히 해주어야만 한다.

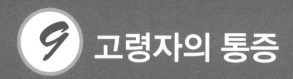

9 고령자의 통증

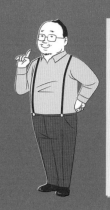

이것이 중요! 고령자 통증의 real point

1. 근거는 적지만, 유용한 처방은 많다
2. 고령자 만성 관절통의 3할 타자는 '갈근가출부탕'
3. 고령자의 저림은 각 처방의 합방으로 치료해보자

　고령자의 통증에서 높은 근거의 질(Quality of Evidence)을 보유한 한방약은 없다. 계지가출부탕을 사용한 소규모 case series가 있을 뿐이다. 그럼에도 불구하고 실제 임상에서 고령자 만성통증에 대해 한방약의 유용성은 높다. 그래서 본 장에서는 근거에 대해서는 논하지 않고, 처방해설만 진행한다.

■ 처방해설

● 갈근가출부탕(갈근, 마황, 계지, 생강, 자감초, 작약, 창출, 부자, 대조)
● 주치: 한습비(寒濕痺)에 의한 관절통, 냉증

　류마티스로 여기, 요추압박골절로 저기, 퇴행성 슬관절염으로 또 저기, 고령자가 만성관절통을 호소하면 우선 이 처방을 사용해본다. '증' 같은 것은 그다지 고려하지 않아도 좋다. 정형외과에서 '나이가 들어서 그런 것이니 어쩔 수가 없다'라는 이야길 듣고, 파스나 진통제를 처방해 주는 것이 다인 경우면 거의 30%는 좋아진다. 3할 타자를 명타자라 하는 것처럼 정형외과에서 '나이 탓이다'라고 한 것 중에서 30%가 좋아질 수 있다면 정말 높은 타율이다.

다만 마황(麻黃)을 함유하므로 고혈압, 빈맥성 부정맥을 가지고 있는 환자에게의 사용은 주의가 필요하다. 그 경우 다음에 설명할 계지가출부탕을 사용한다.

～～～～～～～～～～～～～～～～～～～～～～～～～～～～～～

- 계지가출부탕(계지, 작약, 대조, 생강, 창출, 감초, 부자)
- 주치: 갈근가출부탕과 동일

이것도 사용하는 방법은 동일하다. 정형외과에서 '나이 탓이니 어쩔 수 없다'라는 말을 듣고, 고혈압이나 빈맥성 부정맥 등으로 앞서 언급한 갈근가출부탕을 사용하기 어렵다고 생각되면 이 처방을 사용한다. '증'은 고려하지 않더라도 좋다.

> 처방례: 두 처방(갈근가출부탕, 계지가출부탕) 모두 부자말을 1g~1.5g (일본의 의료보험 제도 상 1.5g이 상한선) 추가해도 좋다. 예를 들어 삼화 갈근가출부탕 엑기스 5g, 가공 부자말 '삼화생약' 1g 아침 저녁 식후. 마황이나 부자 같은 알칼로이드 함유 약재는 식후에 복용하는 편이 흡수에 좋다.

Nakanishi M 그룹은 대상포진 후 통증을 보이는 고령자 15명에게 쯔무라 계지가출부탕과 쯔무라 부자말로 치료하여 VAS index를 이용한 통증 평가에서 76.5%가 개선을 보였다고 보고했다.[1]

부종을 동반한 경우에는 계지가영출부탕을 쓰는데, 사실 엑기스제로 써

본 경험상, 계지가출부탕과 효과의 차이는 거의 느끼지 못했다. 오히려 오령산을 추가하는 편이 더 낫다는 느낌이다.

〰〰〰〰〰〰〰〰〰〰〰〰〰〰〰〰〰〰〰〰〰〰〰〰〰〰〰〰〰〰〰

- 우차신기환(숙지황, 산약, 산수유, 택사, 복령, 목단피, 육계, 포부자, 우슬, 차전자)
- 주치: 신양허(腎陽虛)로 허리가 무겁고 다리가 붓는 경우. 신양허는 팔미지황환에서 해설했다.

노화에 동반되는 요하지부의 냉증과 하지관절통증이라면 치매 (3장 참조)편에서 소개한 팔미지황환이나 그 변방인 우차신기환을 사용해도 좋은데, 두 처방 모두 부자말을 1g~1.5g 추가해서 사용하면 좋다.

거기에 수체(水滯)가 더해져 다리와 허리가 무겁고 부종(浮腫)이 있다면 우차신기환을 사용한다. 쯔무라 우차신기환은 부자의 약효가 매우 약하므로 통증을 잡기 위해서는 가공 부자말을 1~1.5g 추가하지 않으면 전혀 효과가 없다.

처방례: 고령이며 다리와 허리가 냉하고, 무릎이나 허리가 아플 때 쯔무라 우차신기환 5g, 가공부 자말 '삼화생약' 1g, 아침저녁 식후

〰〰〰〰〰〰〰〰〰〰〰〰〰〰〰〰〰〰〰〰〰〰〰〰〰〰〰〰〰〰〰

- 소경활혈탕(당귀, 작약, 숙지황, 창출, 우슬, 진피, 도인, 위령선, 천궁, 방기, 강활, 방풍, 백지, 용담초, 복령, 감초)
- 주치: 풍습비(風濕痺), 혈허(血虛), 기체혈어(氣滯血瘀)

중의학도장 1 (3장 참조) '기혈진액변증'에서 설명했으나, 혈어라고 하여 말초순환이 나빠져 모든 관절이 아픈 경우가 있다. 그때는 소경활혈탕 처방

을 고려한다.

전신의 관절통, 저림에 사용한다. 기와 혈의 순환이 나빠져 (**기체혈어**) 통증이나 저림이 일어나고 물의 흐름도 나빠져 '**습**'이라는 상태를 보이기도 한다. 부종, 관절이 잘 움직여지지 않고, 사지가 무거워지는 등의 증상을 보인다. 혀의 색과 광택이 나쁘고, 창백하며, 혀의 붉은 반점이 있는 것이 눈에 띈다. 전술한 처방들에 합방해도 좋다.

> 처방례: 쯔무라 소경활혈탕 5g, 갈근가출부탕 5g, 가공부자말 '삼화생약' 1g 아침 저녁 식후

- 의이인탕(당귀, 자약, 의이인, 마황, 육계, 자감초, 창출, 생강)
- 주치: 한습비(寒濕痺)

신체가 냉하고 부종이 있으며 무겁고, 통증, 저림을 동반할 때 사용한다. 팔미지황환이나 우차신기환처럼 신양허 약에 병용해도 좋다.

> 처방례: 쯔무라 의이인탕 5g, 쯔무라 우차신기환 5g, 가공부자말 '삼화생약' 1g. 아침저녁 식후

덧붙여 갈근가출부탕, 소경활혈탕, 의이인탕은 그 적응증이 잘 구별되지 않는 경우가 많은 경향이 있다. 기체혈어가 동반되어 있다면 소경활혈탕도 고려할 수 있는데, **한습비**라면 의이인탕이라고 하더라도, 실제론 모든 사항들이 합병되어 있는 경우가 매우 많다. 고령자의 통증과 저림에는 일단,

- 그렇게 증상이 심하지 않다면 '우차신기환'
- 증상이 심하면 '갈근가출부탕'을 시도하고,
- 효과가 불충분하면 '소경활혈탕'을 보충해서 처방해간다.

갈근가출부탕에 의이인탕을 합해 사용하면 마황량이 너무 많아질 수 있어 바람직하지 않다.

〰〰〰〰〰〰〰〰〰〰〰〰〰〰〰〰〰〰〰〰〰〰〰〰〰〰

- 오수유탕(대조, 오수유, 인삼, 생강)
- 주치: 간위허한(肝胃虛寒)

냉증이 기저에 깔린 습관성 두통에 사용한다. 겨울철 두통이 심해진다. 에어컨 바람에 두통이 생긴다. 등의 증례에 적용한다. '비가 오기 전 두통(저기압에 동반되는 두통)'에는 오령산을 쓰며, 오수유탕은 잘 맞지 않는다.

> 처방례: 쯔무라 오수유탕 5g 아침저녁 식후. 또는 두통 직전에 2포 복용

이외에도 대방풍탕, 이출탕 등 다양한 처방이 있는데, 초학자들은 대개 지금까지 기술한 내용만 기억해 두어도 좋다.

◎증례-1 75세, 여성

만성두통으로 진통제를 병용하였으나 두통은 멈추지 않고, 점차 약을 증량하여 나라트립탄을 매일 2회 복용하더라도 멈추지 않아, 약물의존성 두통에 빠졌다. 오수유탕을 처방한 결과 점차 진통제 복용 횟수가 줄었고, 나라트립탄은 1일 1회에서 점차 감소하여 복용하지 않고 하루를 지낼 수 있게 되었다.

[이와사키 코우]

●참고문헌

1) Nakanishi M, Arimitsu J, et al: Efficacy of traditional Japanese herebal medicine Keishikajutsubuto (J-18) and Bushi-matsu (TJ-3022) againsut postherpetic neuralgia aggrabated by self-reported cold stimulation :case series. J Altern Complement Med. 2012 Jul;18(7):686-92.

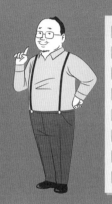

10 냉증

이것이 중요! 냉증의 real point

1. 아무튼 '냉증'이라는 질환개념은 없지만…
2. '좋은 약은 입에 쓰다'는 한방약을 사용하자,
   근데 정말 '맛없다'
3. 맛없어서 복용하지 못하는 환자에게는
   당귀작약산가부자를 처방하자

ICD-10 [국제질병분류 (2003년판)]에도 냉증은 수록되어 있지만 'R코드' 범주에 들어있다. R코드는 '증후, 징후 및 이상임상소견, 이상검사소견으로 따로 분류할 수는 없는 것'에 해당하여 엄밀히 말하면 '질환명'은 아니고, '소견'일 뿐이다. 따라서 냉증에 관련된 질환개념도 진단기준도 없다. 반면, 냉증으로 고민하는 고령자는 많은데 한방약이 그 유일한 치료법이다. ICD-11에서는 냉증도 질환개념으로 다루길 기대한다.

■ 처방해설

고령자 냉증의 제1선택은 이미 친숙한 팔미지황환이다. 증례에 따라 부자를 조금씩 증량한다.

처방례: 쯔무라 팔미지황환 5g, 가공 부자말 '삼화생약' 1g, 아침저녁 식후

손발 끝이 얼음처럼 차갑고 동상도 있을 수 있으며, 말초 혈류순환이 나쁘

다고 느낀다면 당귀사역가오수유생강탕 처방을 시도한다. 이 약은 맛없기로 유명해서 환자에게 미리 제대로 설명을 잘해 두어야만 한다. '좋은 약은 입에 쓰다'라고는 하지만 이 처방의 맛없음은 단순히 쓴 정도가 아니라 '최악이다'라는 표현으로 밖에 쓸 수 없을 정도이다.

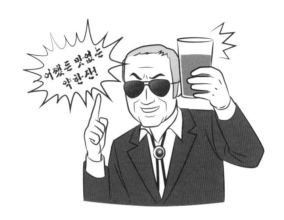

- 당귀사역가오수유생강탕(당귀, 계지, 작약, 세신, 자감초, 통초, 대조, 오수유, 생강)
- 주치: 혈어한응(血瘀寒凝)

전신을 따뜻하게 하는 혈의 작용이 약해졌고, 추위에 몸이 얼어버린 상태이다. 손발 끝의 동상에도 좋다. 고전에는 '**구한(久寒)**'이라는 기록이 있어 오랫동안 냉증으로 고민한 경우 사용한다. 한여름 다른 사람들은 다 덥다고 하더라도 추위서 옷을 몇 겹씩 껴입고 있는 고령자에게 겨울철에 처방하는 약이다.

처방례: 겨울철이 되면 무조건 손발이 차지고 동상이 생기는 고령자에게 쯔무라 당귀사역가오수유 생강탕 7.5g 매식후

당귀사역가오수유생강탕이 맛이 없다며 복용하지 못하는 '혈허' 환자에게는 당귀작약산가부자를 처방한다.

● 삼화당귀작약산가부자(당귀, 작약, 복령, 백출, 택사, 천궁, 부자)
● 주치: 간혈허(肝血虛), 비허실체(脾虛失滯), 신양허(腎陽虛)

안색이 나쁘다, 피부에 윤기가 없다, 복통, 부종, 사지저림, 소변량이 적음, 혀색이 매우 옅고 부종이 있음. 이런 증상이 목표가 되는데, 어렵게 생각할 필요 없다. 전술한 당귀사역가오수유생강탕을 처방해야 할 듯한 환자가 '맛없어서 못먹겠어요'라고 하면 이 처방을 쓰면 된다.

● 마황부자세신탕(마황, 부자, 세신)
● 주치: 상한소음병(양허, 풍한표증)

관절의 통증, 저림을 호소하면서 냉증이 심한 사람에게는 이미 언급했던 마황부자세신탕을 처방하면 좋다. (7장 참조) 이 경우에는 코타로 캡슐을 처방한다. 원래 감기나 기관지염에만 보험적용이 되므로 장기 처방하는 데는 무리가 있다.

처방례: 쯔무라 소경활혈탕 3포, 코타로 마황부자세신탕 6캡슐 매식후

그 외 진무탕, 영강출감탕 등도 쓸 수 있으나 초학자들은 위 처방 정도면 충분하다.

[이와사키 코우]

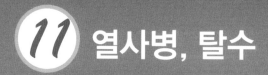

11 열사병, 탈수

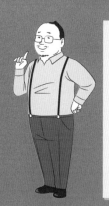

이것이 중요! 열사병, 탈수의 real point

1. 이미 열사병에 걸렸다면 정맥주사요법 뿐이다! 한방약은 예방약!
2. 백호가인삼탕을 병용하여 탈수를 예방하자!

청서익기탕이 자주 사용되지만, 이 약은 그다지 효과가 세지 않아 예방용
으로 볼 순 있어도 치료에는 쓰기 어렵다. 이미 열사병에 걸렸다면 정맥주사
요법을 통한 수액보충이 가장 중요하다.

나는 백호가인삼탕(석고, 갱미, 지모, 인삼, 감초)을 평소 병용시켜 탈수
예방을 노리는데, 이것은 한방의로서의 버릇 같은 것으로 굳이 요즘 같은 시
대에 꼭 그렇게까지 하지 않아도 된다고 생각하며, 꼭 사용해야만 할 근거도
없어 굳이 여기서 처방해설은 하지 않는다.

■ 처방해설

- 청서익기탕(황기, 인삼, 맥문동, 백출, 당귀, 오미자, 진피, 황백, 자감초)
- 주치: 기진양허(氣津兩虛)

기와 체액성분(진액)이 모두 부족하여 (**중의학도장 1 '기혈진액변증', 3장 참조**) 전신권태, 무력감, 갈증, 열감, 무력한 빈맥 등을 보이는 경우 사용한다. 청서익기탕은 그 구성약물이 다른 2가지 처방이 전해져 내려오는데, 여기서 설명하려는 것은 일본에 출시되어 있는 엑기스제의 구성약물이다. 기, 혈, 진액을 보하는 것 위주이며, 청열(소염해독)하는 약재가 거의 없기 때문에 열사병 '예방'에는 사용하더라도 '치료'에는 사용할 수 없다.

> 처방례: 쯔무라 청서익기탕 5g 아침저녁 식후, 더워지기 시작할 즈음부터 열사병 예방에. 약이 효과를 보이는 건지, 약을 복용하기 위해 물을 마셔서 예방이 되는 것인지 잘 알 수 없는 처방이다…

고령자는 탈수 위험성이 높다

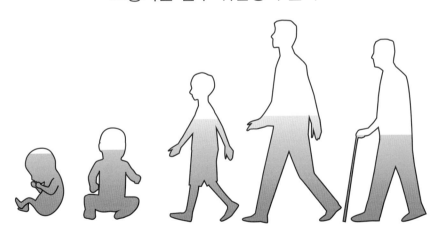

신생아는 체중의 약 75%, 아이들은 70%, 성인은 60%, 고령자는 50%가 수분이다

노인성 가려움에는 언제나 당귀음자?

노화와 함께 피부가 건조해져 가려움이 발생하기도 한다. 근거는 없지만, 당귀음자가 매우 효과가 좋다. 겨울철이 되면, 요소크림이나 크로타미톤 연고를 바르는 사람들에게 좋다.

> 처방례: 쯔무라 당귀음자 5g 아침저녁 식후

■ 처방해설

● 당귀음자(당귀, 작약, 천궁, 생지황, 백질려, 방풍, 형개, 하수오, 황기, 자감초)
● 주치: 혈조생풍(血燥生風)

혈조생풍이 뭔지를 생각하기 보단, 고령자의 피부가 건조해서 가려움을 호소하는 경우는 전부 이 처방의 적응'증'이라고 생각하는 편이 좋다.

중의학도장 4 팔강변증(八綱辨證)

이미 다양한 처방의 주치에서 '허'라든가, '한'이라든가 하는 단어가 한 번씩 등장했다. 질병의 상태를 ①'허실' ②'한열' ③'표리' ④'음양'처럼 4차원으로 해석한 것이 팔강변증이다.

①허란, 본래 갖추어져 있던 기, 혈, 진액 등의 기능이 저하된 것이다. 각각을 기허, 혈허, 음허라고 한다. 왜 진액의 허만 다르게 부르는가는 나중에 따로 설명하겠다. 실이란, 체력이 충실하다는 것이 아니라(!), 뭔가 따로 병인이 존재한다는 의미이다. 병인을 사라고 하며 외인성인 **외사(外邪)**, 내인성인 **내사(內邪)**, 생활습관 등에 의한 불내외인으로 나누고 있는데, 이 모든 것에 뭔가 병사가 존재하는 것이 실이다. 따라서 실은 **사실(邪實)**이라고도 부른다. 일본 한방유파 중 일부에서는 실이란 체력이 충실한 것이라고 설명하기도 하지만, 체력이 충실했다면 사실 문제가 생기지는 않을 것이므로 이런 분류 자체가 의미 없어진다. 그리고 중국에도 일본에도 그렇게 설명하는 고전은 없다. 체력이 충실한 것이다……라는 이야기는 후세 의사들이 만들어 낸 이야기일 뿐이다.

②한열이란, 요약하자면 환자 본인이 한기를 느끼는지, 열을 느끼는 지의 차이

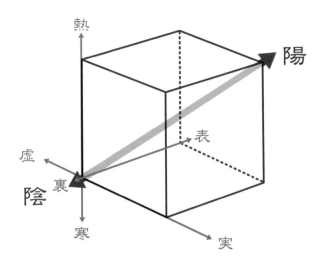

①'허실' ②'한열' ③'표리'를 입방체로 생각해보면 허, 한, 리의 방향이 '음', 실, 열, 표의 방향이 '양', 곧 각 면의 첨단을 연결한 선이 ④'음양'이 된다.

이다. 이것은 질환의 종류에 관한 것이며, 그것이 때때로 근본적 치료의 차이로 이어진다는 것은 이미 상한과 온병의 차이점에서 이야기했다. (**중의학도장 3, 8장 참조**)

③**표리**는 질병의 진행 상태를 표현한다. 질병이 초기면서 비특이적 면역으로 억누르는 정도인 것이 표(表)이다. 진행하여 장기에 변이가 생기는 것이 이(裏)이다. 표리는 상대적인 것으로 예를 들어 코감기가 표라면 인두염은 '비교적 리', 기관지염은 '더욱 리', 폐렴은 '가장 리'이다. 암은 처음부터 '리'에서 생기는 질환이다.

④**음양**은 매우 종합적인 개념이다. 일반적으로 어떤 자연현상에서든 에너지 퍼텐셜이 높고, 엔트로피가 증대되는 방향성을 양이라 하며, 그 반대를 음이라고 한다. 낮이 양이라면 밤은 음, 태양이 양이라면 달이 음, 하늘이 양이라면 땅이 음, 이것을 기, 혈, 진액에 대입하면 기에 비해 혈은 물질이므로 음, 진액은 액체이면서 그 자신을 움직이는 힘은 없기 때문에 가장 음이 된다. 그래서 진액의 허를 음허로 부른 것이다. 음양을 감별하더라도 바로 치료법이 결정되는 것은 아니지만, 음양을 틀리게 되면 근본부터 진단이 틀리게 된다.

[이와사키 코우]

12 비뇨기 질환

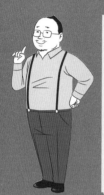

이것이 중요! 비뇨기 질환의 real point

1. 바로 '팍! 좋아지는 것은 아니'지만, 의외의 측면에서 효과가…
2. 전탕약 이야기는 별도이다
3. 소변 지림이나 잔뇨감에는 그럭저럭 듣는다

Pollakiuria(빈뇨), traditional Chinese medicine으로 PubMed를 검색해본 결과, 검색된 것은 우차신기환 랫트 데이터 뿐이었다.[1] 따라서 근거 제시는 포기하려 한다. (9장 참조)

고령자의 야간빈뇨는 종종 문제가 된다. First choice로 시도해 볼 수 있는 처방이 우차신기환이지만, 필자가 느끼기엔 그다지 드라마틱하지 않다. 그 외, 진무탕이나 청심연자음 등 생각이 나는 처방은 많지만, 모두 '드라마틱하지 않은' 처방들이다. PubMed를 보더라도 증례보고에서도 그다지 드라마틱한 내용은 없다. 프로피베린이라도 사용하는 편이 더 낫지 않나 하는 것이 필자의 꾸미지 않은 느낌이다. 아마도 전탕약을 사용하는 선생님들로부터는 강한 반론이 있을 것이 분명한데, 전탕약을 쓰면 효과가 완전 다를 것이다. 하지만 본서는 초학자를 대상으로 하고 있어 전탕약까지 고려하여 이야기를 진행할 수 없다.

◎증례-1 중년 여성과 빈뇨인 고령 남성

긴장하면 요의를 참을 수 없게 되는 중년 여성에게, 청심연자음이 극적으로 효과를 보인 적이 있다. 쯔무라 우차신기환은 정말로 그다지 드라마틱하지 않다.

빈뇨를 보이는 고령 남성 환자에게 팔미지황환을 처방하자 목소리를 죽이면서 '사실은 이걸 복용하니 아침에 기운이 좋아졌어'라는 이야기를 듣는 경우가 종종 있다. 오히려 '그쪽'에 효과가 더 있는 지도 모르겠다.

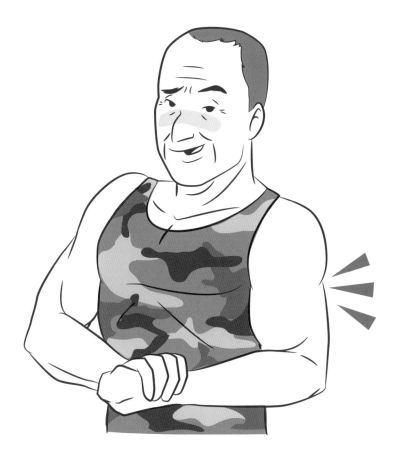

남성과 여성에서는 효과도 다양…하다

빈뇨에 효과가 '드라마틱하지 않은' 것과는 대조적으로 그럭저럭 듣는 상황은 '소변 지림, 잔뇨감'이다. 어떤 사람에게 잘 듣는가면 고령자보다는 중장년의 증상에 잘 듣는 경향이다. 대략 50~60대 정도의 '사람들에게는 말할 수 없는 괴로움' 중 하나이다. 여기에는 앞서 드라마틱한 효과가 없다고 이야기되었던 쯔무라 우차신기환이 그럭저럭 듣는다. 대개 1개월 정도 치료해 보면 좋다. 그래도 효과가 없을 때는 그다지 좋은 약이 없다. 그런데 이 우차신기환, 팔미지황환, 보신약(신기를 보하는 약)이라는 것들은 지금 말하는 고령자, 곧 70대 이후보다 50, 60대 정도의 사람에서 나타나는 노화 증상에 잘 듣는 인상이 강하다. 생각해보면 옛날에는 인생이 50년 정도였기 때문에 (뭔가 고도경제성장이 시작되기 직전까지 일본의 평균 수명은 50대 전후였다.) 보신약의 대상도 그 정도 연령대일 듯하다. 과거의 70대, 80대는 거의 신선의 영역이었을테니….

> 처방례: 쯔무라 우차신기환 5g 아침저녁 2회 분복, 28일분. 대개 1개월 처방해 보면 들을 때는 듣지만, 그렇게 해도 효과가 없다면 효과가 없다고 생각해도 좋다.

[이와사키 코우]

● 참고문헌

1) Gotoh A, Goto K, et al: Inhibition mechanism of Gosha-jinki-gan on the micturition reflex in rats. J Pharmacol Sci. 2004 Oct;96(2):115-23.

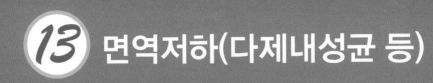

13 면역저하(다제내성균 등)

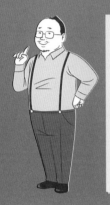

이것이 중요! 면역저하의 real point

1. 전신상태가 나쁘고, 면역저하 등을 보이는 고령자 병태에는 '보중익기탕'
2. 이런 효능효과를 가지고 있는 약제는 서양의학엔 존재하지 않는다
3. 곧, 노쇠고령자에게 잘 듣는다

2장에서 언급한 "고령자의 안전한 약물요법 가이드라인 2015"[1]에서 근거의 질(Quality of Evidence)이 매우 낮음(very low)임에도 불구하고, 추천약 리스트에 들어간 한방처방이 한 개 있는데, 바로 보중익기탕이다. 가이드라인 본문을 인용하면 바로 다음과 같은 사정이 있었다.

▷ 보중익기탕이 추천되는 병태: 만성 폐색성 폐질환(COPD) 같이 만성 또는 재발성 염증성 질환 환자에서의 염증지표 및 영양상태가 개선되지 않는 경우

이 처방이 의도하고 있는 점은 위장의 소화·흡수 기능을 강화하고, 영양 상태를 개선하며 동시에 면역력을 회복시켜 만성 염증의 치유를 촉진하는 것이다. 따라서 COPD뿐 아니라 위장이 허약하며 면역력이 떨어져 있고, 염증성 질환이나 감염증이 치유되지 않고 장기화 경우에도 사용할 수 있다.

고령자에서 종종 눈에 띄는 병태로

① 반복적으로 발열이 있어 감염증이 의심되며
② 배경에 영양불량
③ 면역력 저하가 있다고 여겨지는 경우

이 처방을 사용한다.

보중익기탕에는 COPD 환자를 대상으로 염증지표, 영양상태를 본 무작위배정 비교시험(RCT)결과가 2가지 존재한다.[2)3)] 하지만 모두 규모가 매우 작고, 기타 다양한 요인을 고려하면 근거의 질은 매우 낮음에 해당한다. 그렇지만 가이드라인에 추천약으로 거론된 것은 '이러한 효능·효과를 가지고 있는 약제가 서양의학에는 존재하지 않기' 때문이었다. 고령자에서

전신상태가 나쁘고, 면역력이 저하되며, 다제내성균이 상재화되어 폐렴, 요로감염이 반복되는

환자는 많다. 그럴 때마다 항생제로 대처하더라도 근본이 되는 체력 저하는 아무리 노력해도 방법이 없고, 서양의학을 하는 의사들조차도 '전신상태가 나쁘다' '체력이 없다'라고는 하나, 잘 생각해 보면 이것을 어떻게 정의하면 좋을지도 몰라 설명을 하기 어렵다. 이걸 **'노쇠(frailty)'** (16장 참조)라고 한다. 그리고 이런 경우에 사용하는 한방약이 바로 보중익기탕인 것이다.

■ 근거

문헌 검색에 걸린 것은 다음 2건뿐이다.

Shiozuka N 그룹은 COPD 환자 71례를 보중익기탕 복용군($n = 34$)과 통상치료군으로 나누어 6개월간 St. George's Respiratory

Questionnaire(SGRQ), 체중, 동절기 6개월간의 감기 이환횟수 및 급성악화 횟수, TNF-α, IL-6 and pre albumin level을 관찰했다. 그 결과, 보중익기탕군에서는 체중감소가 유의하게 경감되었고, SGRQ가 유의하게 감소(개선)했으며, 6개월간의 감기 횟수가 감소하였고, 급성 악화횟수도 감소했다. CRP, TNF-α, IL-6 같은 염증지표도 개선되었다. pre albumin이 개선되기도 했다.[2]

Tatsumi K 그룹은 COPD 환자에게 보중익기탕을 투여하여 염증지표의 변화를 관찰했다. 35명의 COPD 환자를 보중익기탕군, 비복용군으로 나누어 sCRP, TNF-α, sIL-6, pre albumin 변화를 본 결과, 보중익기탕군에서는 sCRP, TNF-α가 유의하게 저하되었지만, pre albumin에서는 유의한 차이가 없었다.[3]

두 연구 모두 맹검하지 않은 소규모 RCT로 무작위화 방법이 기재되어 있지 않아 근거의 질은 낮은 편이다. 하지만 **COPD처럼 전신 쇠약감을 동반한 만성염증에 그 전신쇠약을 개선시켜가며 염증 소견을 개선시키는 치료법은 서양의학에 존재하지 않는다.** 그래서 가이드라인에서 추천한 것이다. 보중익기탕이란, 뭔가 약한 사람의 체력개선약 같이 생각되는 면도 있으나, 원래의 유래는 전혀 다르다.

■ 처방해설

- 보중익기탕(황기, 자감초, 인삼, 당귀, 진피, 승마, 시호, 백출(창출); 쯔무라는 창출을 사용하나, 이 처방에는 코타로나 크라시에처럼 백출을 사용하는 것이 본래의 의미에 가깝다.)
- 주치: 기허하함(氣虛下陷), 기허발열(氣虛發熱)

마르고 비실거리며 힘이 없는 사람의 영양드링크라는 보중익기탕의 이미지는 **기허하함**이란 용어에서 나온 것이다. 하지만 이동원이 보중익기탕을 만들 때, 그가 살았던 '금'은 수도를 몽골에게 공격받아 낙성의 위기에 놓여 있었다. 성내에는 소화기증상을 동반한 감염질환이 만연했고, 비참한 상황이었다. 이동원은 저서 《내외상변혹론》에 다음과 같이 기록했다.

> 음식물 섭취가 적고, 소화기계가 쇠약해져 체력이 소모되다 보니, 거기에 감염증이 만연한다. 외인성 감염증을 치료할 뿐 아니라 소화기계 강화하여 체력을 회복시키지 않으면 병은 나을 수 없다. 소화기능을 회복시켜 기운이 나면, 그 배경 위에서 감염증을 치료하면 치료가 가능할 것이다.

이것이 보중익기탕이라는 처방의 의도이며, '**기허발열**'이란

**신체를 지키는 기가 허해진 결과,
감염증이 일어나 발열하는 것이다.**

따라서 기를 고무시켜가며 외인에 대처하지 않으면 안 된다. 근거에서 보았던 COPD 케이스도 아마 여기에 해당된다고 생각한다.

노쇠한 고령자에서 면역력이 저하되어 MRSA 같은 약독균에 의해 종종 폐렴이나 요로감염이 생겼을 때, 획기적인 개선약으로써 이 처방을 사용한다.

처방례: 코타로 보중익기탕 3포 매식후

[이와시키 코우]

●참고문헌

1) 日本老年醫學會, 日本醫療硏究開發機構硏究費-高齡者 藥物治療 安全性 硏究班編輯: 고령자의 안전한 약물요법 가이드라인 2015. 메디컬뷰사, pp139-151, 2015.

2) Shinozuka N, Tatsumi K, et al: The traditional herbal medicine Hochuekkito improves systemic inflammation in patients with chronic obstructive pulmonary disease. J Am Geriatr Soc. 2007 Feb;55(2):313-4.

3) Tatsumi K, Shinozuka N, et al: Hochuekkito improves systemic inflammation and nutritional status in elderly patients with chronic obstructive pulmonary disease. J Am Geriatr Soc. 2009 Jan;57(1):169-70.

14 불면

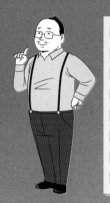

이것이 중요! 불면의 real point

1. 고령자에서는 배우자와의 사별로도 PTSD에 빠진다
2. '간'과 '심'의 실조에 의해 불면에 빠진다
3. 성인에게는 '시호계지건강탕'이지만, 고령자에게는 '산조인탕'이…

되노록 건너뛰고 싶은 증상이다. 그렇다 해도, 고령자 불면에는 그다지 잘 듣는 약이 없다. 고령자 불면은 대개 여러 해 지속된 증상이다. 수십 년간 수면도입제, 안정제를 지속적으로 투약해 온 경우가 많다. 수면도입제는 야간에 화장실에 가려할 때 흔들거림과 넘어짐을 일으킬 수 있으므로 정말 바람직하지 않지만, 이미 수십 년을 계속 복용해 온 분들에게 약을 끊으라 하는 것은 사실상 어렵다. 게다가 사실, 나 자신도 불면증으로 항상 복용하는 약을 끊지 못하고 있는 사정도 있다. 나 자신도 잘 치료하지 못하면서 타인을 치료할 수 있을 리 없으니 말이다.

치매의 밤낮 바뀜 현상에 억간산이 잘 듣는 것은 이미 치매를 언급한 제3장에서 서술했다. PTSD(외상 후 스트레스 장애)에 시호계지건강탕을 사용한 소규모 무작위배정 비교시험(RCT)이 있다.[1] 다만 대상이 고령자가 아니었으며, 성인이었다. 고령자 PTSD의 경우, 대부분 배우자와의 사별이 이유이다. 근거가 있는 것은 시호계지건강탕뿐이지만, 고령자가 배우자와 사별

했을 때는 대부분 산조인탕을 많이 사용한다.

■ 처방해설

- 산조인탕(산조인, 자감초, 지모, 복령, 천궁)
- 주치: 간혈부족(肝血不足), 허화(虛火)

번조, 불면, 다몽, 자주 눈을 뜸, 두근거림, 도한, 머리의 흔들거림, 어지럼, 갈증 등 정동과 자율신경계의 중추인 '**간**'과 의식 각성 리듬을 담당하는 '**심**'의 실조에 의해 위와 같은 증상이 일어나는 것으로 알려져 있다. 스트레스보다는 쇼크, 슬픔이 있으면서 정서가 불안정하여 잠을 자지 못하는 경우에 좋다. 초조함이 동반되었을 때는 시호계지건강탕을 병용하기도 한다.

처방례: 쯔무라 산조인탕 수면 전 2포

- 시호계지건강탕(시호, 계지, 건강, 천화분(괄루근), 황금, 모려, 자감초)
- 주치: 소양추기조체(少陽樞機阻滯), 수음미결(水飮微結)

소양추기조체, 수음미결을 설명하려는 것은 아니다. 본래는 상한소양병기 치료약이지만 정신질환에도 이용할 수 있다. 시호, 황금으로 정동과 자율신경계 중추인 '간'을 안정시키며, 계지로 기의 순환을 좋게 하고, (정신을 안정시켜) 건강으로 위장을 따뜻하게 해서 식욕을 돋운다. 천화분(괄루근), 모려는 초조감을 가라앉히기 위해 사용한다. 원전인 《상한론》에는 '**심번(心 煩)**'이라는 용어가 사용되었고, 가슴이 괴로워 안정이 되질 않는 상황에 사용한다.

처방례: 쯔무라 시호계지건강탕 2포, 쯔무라 산조인탕 2포 각 아침저녁 식후

◎증례-1 필자

동일본대지진 후, 센다이에 살고 있던 나는 여진이 이어지던 중 PTSD를 겪었다. 밤중에 정말 작은 흔들림까지도 느껴 혼비백산하고, 두근거림과 식은땀을 흘렸다. 그 때, 시호계지건강탕과 산조인탕을 아침저녁 복용하자 매우 마음이 안정되었다. 그 일을 계기로 시호계지건강탕 RCT를 떠올려 시행했다.

[이와사키 코우]

●참고문헌

1) Numata T, Iwasaki K, et al: Treatment of posttraumatic stress disorder using the traditional Japanese herbal medicine saikokeishikankyoto: a randomized, observer-blinded, controlled trial in survivors of the great East Japan earthquake and tsunami. Evid Based Complement Alternat Med. 2014; 2014: 683293(http://www.hindawi.com/ journals/ecam/2014/683293/).

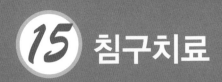

15 침구치료

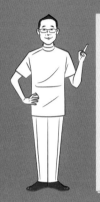

이것이 중요! 침구치료의 real point

1. 침치료에는 몸과 마음의 긴장을 완화시키는 효과가 있으며
2. 큰 스트레스가 있을 때는 '간, 신, 심'이 Key가 된다
3. Acupuncture 문헌은 25,650건! 독일에서는 의사의 10%가 침을 사용
4. 침에 의한 생체반응 중 하나는 '혈류증대, 개선'
5. 뜸의 의외의 효과, 결핵환자에게도 효과?

■ 들어가며

침구치료는 광의(廣義)의 한방, 곧 중국을 기원으로 한 일본 전통의학으로 시행되고 있는 치료법에 포함되어, 현재 다양한 질환에 폭넓게 응용되고 있다. 침구의 역사는 기원전 고대 중국에서 시작되어 긴 세월에 걸쳐 일본을 포함한 아시아, 유럽 등 세계로 퍼져갔다.

일본에서는 아스카시대에 침구 서적과 기술이 전래되어 에도시대에는 일본 독자적 침구기술이 개발되었고, 그 결과 기후풍토, 문화, 사상, 체질 등에 따라 다양한 변화가 이루어졌다. 일본의 침치료는 다른 나라에 비해

- 대체적으로 가는 침을 사용하고, 그다지 큰 자극을 하지 않으며,
- 침치료 시 통증이 잘 생기지 않고,
- 부드럽게 효과를 끌어올린다

는 것이 특징이다. 침구치료를 안전하고 효과적으로 해나가기 위해서는 '한방의학 개념' '경혈의 특징' '침의 효과' '합병증 가능성' 등 어느 정도 지식을 가지고 있어야 한다. 지금부터는 침구치료라는 관점에서 실제로 필자 그룹이 경험했던 재해 시 침구치료를 포함하여 '정말로 침치료가 몸에 효과를 보이는가?' '진료 가이드라인에의 도입은?' '주의점은?' '의학부에서 가르치고 있는가?' 등 침구 관련 궁금증에 대한 견해를 소개하고자 한다.

1. 침치료에는 몸과 마음의 긴장을 완화시키는 효과가 있다(동일본대지진, 구마모토 지진에서의 침치료 경험)

2011년 동일본대지진, 2016년 구마모토 지진 등 대규모 지진 후에는 많은 사람들이 피난소에서 생활했다. 대지진이 나면 일본 각지에서 모여든 여러 의료팀이 산재해 있는 수많은 피난소에 구호지원을 한다. 피난소에서는 피난자수에 따라 물자의 필요성, 위생환경 등 대응해야할 문제가 많은데, 그중에도 의료 대응은 피난소별로 구호팀과 연계하여 해나간다. 그중에서 필자가 참가한 침치료를 제공하는 팀도 포함되었다.

피해지에서는 가옥이 지속적으로 무너져 내려, 피난소에서 대부분이 새우잠을 자고, 가설 화장실을 사용하며, 화장실에 물이 제한되고, 탄수화물에 편향된 식생활을 하기 때문에 다양한 건강문제가 쉽게 생겨나게 된다. 구호팀에서는 서양의학적 의료 대응을 진행하며, 침구팀에서는 ①요통, ②어깨결림, ③슬통, ④불면이나 정신불안, ⑤빈뇨, ⑥변비 등의 증상에 침치료를 받게 되는 사람들이 많았다.

실제로 침치료를 매일 많은 사람들, 특히 고령자들에게 시행하며 느낀 점은,

**1회 20분 정도 몇 개의 침을 사용한 시술로도
경증 근육통이나 관절통 등은 비교적 단기간에 경감된다**

는 것이었다.

예를 들어, 무거운 물건을 들다가 발생한 요통에는 배부에서 요부, 둔부를 중심으로 침치료를 시행하면 증상이 경감되었다. 실제 필자도 피난소에서 정리정돈 작업을 돕다가 허리를 삐끗했는데, 단 한 번의 침치료로 통증이 60% 정도 개선되어 보행이 가능했으며, 다음 날에도 한 번 더 침치료를 받자, 발생 시의 30% 정도까지 증상이 개선되었다.

피난소에서 긴 시간 앉은 자세로 있는 일이 많은 고령자 대부분이 '무릎아프다'고 하는데, 슬통이 있으면 가설 화장실에서 웅크려 앉아 있다가 일어나기 힘들어, 결과적으로 화장실에 가고 싶지 않게 된다. 이런 점이 **변비나 방광염증상**을 악화시키기도 한다. 하지만 슬통이 침치료로 완화되면, **배뇨·배변**도 잘 진행된다.

또한 대지진의 정신적 타격을 그대로 지닌 채 피난소에서 장기간 보내다 보면 **급성 스트레스 반응**이 길게 이어져, 마음과 몸의 긴장이 완화되지 못한다. 침치료는 '전체적으로 몸과 마음의 긴장을 완화시키는 효과'가 있다. 실제로 내가 시술했던 요통, 빈뇨, 변비, 불면, 불안 등을 주소로 한 한 환자는 요통 치료법만으로 동시에 빈뇨, 변비, 불안감도 해소되었다.[1][2][3]

이미 언급하였듯 재난 시에는 다양한 증상이 일어난다. 이 일련의 현상을 전통의학적 시점에서 보고자 한다.

2. 큰 스트레스가 있을 때는 '간, 신, 심'이 Key가 된다

중국 전통의학의 개념에서 대지진시 심신의 변화를 생각해보자. 큰 정신적 쇼크는 여러 장부에 영향을 준다. 공포 감정은 **신**(성장이나 노화, 기억, 의욕, 비뇨생식기계 기능 등 광범위한 의미)에 영향을 주어 이와 관련된 기능을 저하시킨다. 특히 매우 큰 공포를 체험하면 한 번에 노화가 진행되어 머리카락이 백발화되고, 기억력이 떨어진다. 의욕이 없어지기도 하고, 소변이나 배변 상태가 나빠지는 등, 신에 관련된 증상이 쉽게 나타나게 되는데, 이것이 바로 신에 영향을 준 것이다.

침치료로 이러한 증상에 대응할 수 있는 것일까?

신에 큰 타격을 입은 경우에는 신을 건강하게 할 수 있는 **경혈**에 적절한 자극을 주어 활성화시키는 방식으로 치료한다. 이때 사용하는 것이 **신수(腎俞), 지실(志室), 태계(太谿)** 등의 경혈이며, 이 경혈들은 그 자체가 요통이나 빈뇨 조절에 일반적으로 사용되는 경혈이다. 이 경혈 조합을 활용한 실제 치료 경험을 **증례-1**에 실어두었다.[4]

큰 스트레스는 **간(肝)**에도 영향을 준다. 중의학의 간은 현재로는 자율신경시스템과 간장자체의 기능을 포괄하는 개념이다. 과도한 스트레스에 의해 자율신경계 기능장애가 일어나며, 정신적으로도 진정하지 못해 쉽게 초조해하며, 입면이 힘들어지게 된다. 또한 혈압 상승이나 배변에도 영향을 주게 된다. **'간은 막히는 것을 싫어한다'**는 개념이 있는데, 흐름을 좋게 해주는 경혈을 사용하면 그 상태를 정상적으로 돌릴 수 있기 때문에 **태충(太衝), 간수(肝俞)** 등이 자주 사용된다. 간의 기(에너지)와 혈(영양성분의 분포)이 개선됨에 따라 혈압의 정상화, 입면개선, 정신적 초조함 개선, 배변이 정상화된다. 실제로 치료를 시행했던 **증례-2**를 제시한다.

◎ 증례-1 고령 남성

　대지진에 따른 쇼크로 고환이 움츠려들어 불편감이 있고, 하반신 전체가 불안정한 감각에 사로잡히게 되었다. 여기에 이어 빈뇨, 요통으로 고통을 받게 되었다. 마치 공포에 의해 신이 타격을 입어 '신허(신의 시스템이 쇠약해짐)' 상태가 된 듯한 증례였다. 신을 건강하게 하기 위해 태계, 신수, 지실에 침으로 자극한 결과, 고환의 위치가 제대로 돌아온 느낌을 받았고, 빈뇨는 개선, 요통도 없어져 다시 건강해졌다.

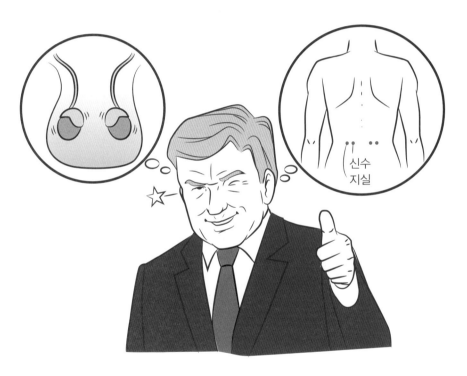

고환이 제 위치로 돌아간 느낌을 받았으며, '건강'해졌다

◎증례-2 중년 여성

지진 후 피난소 생활로 초조함이 점차 심해졌고, 정신적으로 안정이 되지 않으며 변비가 발생했다. '간울' 상태로 확인되었다. 기의 흐름을 개선할 목적으로 태충, 간수, 족삼리에 침치료를 한 결과, 정신적으로 안정되어 잠을 잘 수 있게 되었고, 복만감을 잡아 변비가 개선되었다. 이런 경우, 원피침(표면에 붙인 작은 침)으로도 충분히 효과를 볼 수 있다.

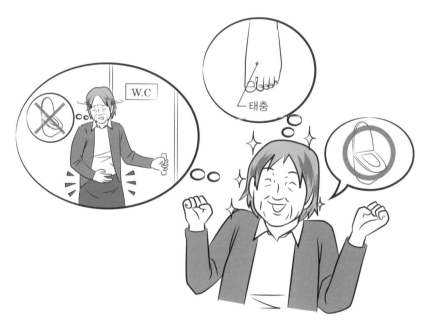

간은 막히는 것을 싫어한다. 깔끔해지면 만면의 미소로

　그리고 정신적 영향은 **심**(마음상태나 수면 유지, 불안 등의 감정, 심혈관계조절을 포괄하는 시스템)에 영향을 준다. 막연한 불안감이 이어지고, 정신상태가 불안정해지며 매사에 민감해진다. 그리고 야간 중도각성도 많아지며, 두근거림도 동반되게 된다. 심의 조절에 자주 쓰이는 **신문(神門)**이나 내관(内關)을 사용함으로써 이러한 증상 완화를 도모할 수 있다. 또한 귀에 침치료를 시행하는 것도 정신불안에는 효과적이며, 귀의 신문도 병용하는 경우도 있는데, **신문은 심의 문으로 정신불안을 해결하는 스위치**이다. 실제로 치료를 시행한 증례-3을 제시한다.

◎**증례-3 고령 여성**

지진으로 집이 완전 붕괴되어, 피난소에서 장기간 지내고 있다. 이야기를 들어보니 미래에 대한 막연한 불안감이 커서 밤이 되면 가슴이 아른거리며 두근거림이 생겨 잘 수 없고, 조그마한 소리에도 바로 깨는 등의 증상으로 힘들어하고 있다. 이런 경우에는 마음을 편하게 하는 '심문'에 편안한 자극을 침으로 주면 증상이 완화되는 경우가 많다. 신문, 내관, 귀의 신문에 원피침을 부착하자 가슴의 아른거림과 두근거림이 줄어들었다.

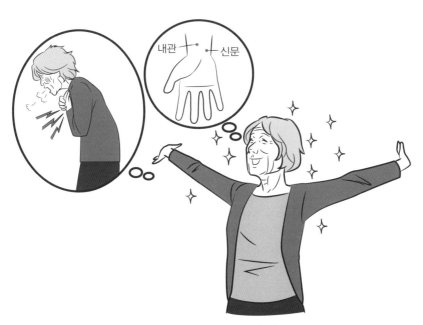

심의 문을 여는 신문의 힘

칼럼 4 해외에서는 전쟁터에서 침구치료를 사용하는가?

해외의 대규모 사살 사건하면 떠오르는 것 중 하나가 2001년 9월 11일 발생한 미국의 동시다발 테러 사건이다. 아프가니스탄 전쟁, 이라크 전쟁이 일어나게 되었던 역사적으로 최대 규모의 테러였다. 대규모 테러, 전쟁 상황에서 응급구명 활동뿐 아니라, 침치료도 시행된다는 것은 놀라울만한 일이다.

미공군 군의관인 Colonel Niemtzow가 battlefield acupuncture라고 명명한 이침치료는 주로 통증완화에 사용되는 귀의 경혈에 침을 놓는다.[5)6)] 전장이나 대규모 사살사건 때 시술을 앉은 자세로도 받을 수 있으며, 즉효성이 있어 미군 군의관을 대상으로 한 침치료 생애교육도 도입되고 있다. 전술한 귀의 신문(神門;

그림-1)은 심에 작용하고 정신안정작용이 있어, 여기에서도 사용된다. 몸의 통증과 함께 불편감, 특히 마음에도 큰 타격을 받은 사람에게 마음과 몸 양면에서 통증을 제거하는 치료가 가능하다는 것이 침치료의 가장 큰 특징이다.

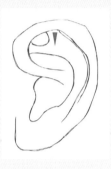

[그림-1] 이침 그림 (예; 화살표는 귀의 신문)

3. Acupuncture 문헌은 25,650건! 독일에서는 의사의 10%가 침치료를 시행

필자의 연구그룹이 재해 시 피난소에서 만난 '요통, 어깨결림, 슬통 등의 통증' '불면이나 정신불안' '빈뇨, 변비' 등의 증상은 (전통의학적으로 해석이 가능한데) 현대의 임상연구에서는 어떠한 치료효과를 보이고 있을까? 근래 들어 근거에 기반한 의료(evidence based medicine; EBM)라 해서, 임상연구의 객관적 결과를 토대로 환자와 함께 치료방침을 정해가는 것이 의료의 주류가 되었다. 근거에도 다양한 수준이 있는데, 필자 그룹의 재해 상황에서의 침치료 경험 보고는 낮은 수준의 근거로 분류된다.

과연 침치료에 대한 연구는 얼마나 진행되고 있을까? 이런 의문을 가지고 의학 논문검색 사이트 PubMed를 사용하여 키워드 검색을 한 결과, 그 대략적인 해답을 얻을 수 있었다. 2017년 1월 현재 PubMed에서 **침치료(Acupuncture)**로 검색하면, 25,650건의 검색결과가 나와 어쨌든 세계 각국에서 침에 대한 연구가 시행되고 있음을 알 수 있다. 덧붙여 앞선 장까지 서술하였던 한방(Kampo)은 1,375건, 한방과 임상연구(Kampo and clinical trial)로 검색하면 94건, 한방과 리뷰(Kampo and review)로 검색하면 120건으로, 한방약보다는 침치료쪽이 세계적 연구대상이 되고 있음을 알 수 있다.

2000년 10월부터 2005년 3월까지 독일에서는

- ARC(Acupuncture Routine Care, 43,351명 참가),[7]
- ART(Acupuncture Randomized Trial, 1,164명 참가),[8)9)10)11]
- ASH(Acupuncture Safety and Health Economics Study, 약 26만 명 참가),[12]
- GERAC〈German Acupuncture Trial, 편두통, 긴장형두통, 요통, 슬통 증상이나 질환에 대하여 침치료, 가짜침, 보통의 서양의학적 치료(routine care)[10]를 활용한 무작위배정 비교시험, 약 3,500명 참가〉[7]

와 같이 대규모 침치료 임상연구가 시행되었고, 질이 높은 것도 있었다. 그 중에서도 편두통(302명), 긴장형두통(270명), 요통(298명), 퇴행성 슬관절염(294명)의 무작위배정 비교시험(RCT)을 실시한 ART는 유명하다. 구체적으로는 각각의 질환에 대상환자를 무작위로 3개의 그룹으로 나누어 ①대기, ②표면에만 얕게 찌른 침자극, ③침치료 중 하나를 8주간 12회 시행하고 (대기는 치료를 시행하지 않음) 전후 증상의 비교를 시행했다.

[**그림-2**]처럼 그래프를 보면, 편두통, 긴장형두통, 요통, 변형성슬관절염 모두가 대기군에 비해 침치료군에서 유의하게 개선되었음을 알 수 있었다. 흥미로운 것은 편두통, 긴장형두통, 요통에서는 표면에만 얕게 찌른 침치료와 진짜 침치료의 비교에서 유의한 차이가 나타나지 않았다는 점이다. [**그림-3**] 가짜 침자극으로 경혈이 아닌 부위에 얇은 침을 얕게 찌르는 방법을 사용하기도 하는데, 일본에서는 얇은 침을 얕게 찌르는 방식도 치료에 사용하고 있어 이 방법은 가짜 침치료법으로써 비교대상이기보다는 효과가 있는 치료법으로 인식하여 해석해야 한다.

반응

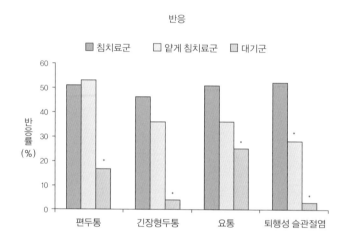

[그림-2] 침치료 임상연구 정리 〈문헌7)에서〉

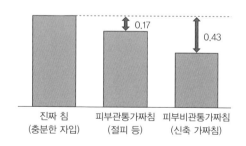

[그림-3] 가짜침에 의한 침의 효과량이 상대적으로 변화 (만성 통증의 경우) 〈문헌 7)에서〉

독일에서 침치료가 이루어지고 있는 것을 보통 신기하게 생각하나, 통증 질환에 대한 침치료는 적극적으로 시행되고 있어,

약 38만 명(2011년)의 전체 의사 중 약 10%가 침치료에 대해 공부하고, 치료로 도입하고 있다

고 보고되어 있다. 이 점, 일본의 사정과는 상당히 다르다. 일본에서는 국가 자격을 가진 침구사가 침치료를 시행하는 것이 대부분이며, 질환이나 증상에 따라서는 의사의 동의를 얻어 보험진료(요양비 지불)도 가능하다. 의사는 법적으로 침치료를 할 수 있게 되어 있으나 실제로 치료를 시행하려면 적정한 교육이 선행되어야 한다. 일본에서도 조금씩이긴 하지만, 강의나 실습에 침치료를 도입하는 의학부가 늘어나고 있으며 2013년에는 79개 대학 중 33개 대학에서 침치료를 가르치고 있는 것으로 보고되었다. (2013년 5월 문부과학성 의학교육조사에서)

●침치료의 적응증에 대해

해외에서는 통증질환에 침치료가 사용된다. 물론 일본에서도 그렇지만, WHO에서는 침치료의 적응증이 되는 질환을 [표-1]과 같이 보고하고 있다. [13] 또한 일본 내에서 보험적용이 되는 질환, 증상을 정리하면 [표-2]와 같다. [14]

침치료의 적응증(WHO, 2002) 〈문헌 13〉에서)

• 방사선요법, 화학요법에 따른 부작용	• 요통
• 꽃가루알레르기를 포함한 알레르기성비염	• 태위이상 수정
• 담석산통	• 입덧
• 우울증	• 구역구토
• 급성세균성설사	• 경부통
• 초기 월경곤란증	• 치통
• 급성 명치부통	• 견관절주위염
• 안면통	• 수술 후 통증
• 두통	• 신산통
• 본태성고혈압	• 류마티스 관절염
• 원발성저혈압	• 좌골신경통
• 분만유도	• 염좌
• 슬통	• 뇌졸중
• 백혈구감소증	• 테니스엘보우

[표-2] 일본 내에서 침치료 보험적용 질환 〈문헌 14〉에서)

• 신경통
• 류마티스관절염
• 오십견
• 경완증후군
• 요통
• 경추염좌 후유증
• (일부 만성통증)

●일본 내 진료 가이드라인에서 침치료의 위치

침치료는 일본 내 진료 가이드라인 속에서 어떤 위치를 차지하고 있을까?

● 《요통진료가이드라인 2012》: 침치료는 중등도의 근거에 기초하여 시행하도록 추천으로 분류[15]

- 《섬유근통증 진료가이드라인 2017》: 근거가 있으며, 시행하도록 제안으로 분류[16]
- 《만성두통진료가이드라인 2013》: 이른바 두통, 편두통에 비약물요법으로 추천[17]
- 《상완골외측상과염 진료가이드라인 2006》: 시행하도록 추천[18]
- 《원형탈모진료가이드라인 2010》: 시행해야만 하는 것은 아니라는 정도의 추천도로 분류[19]

이들 진료가이드라인은 기존의 임상연구 결과를 토대로 정리되었다. 대상질환에 관한 임상연구가 시행되지 않은 경우에는 '판단할 수 없다'는 단점이 있다. 이런 점은 한방약치료나 그 외의 서양의학적 치료에도 공통적으로 해당되는 문제점이다. 우리가 이 세상에서 모든 질환, 증상에 대해 이미 임상연구를 진행하여 효과, 안전성을 명확히 했을 리가 없기 때문에 근거를 만들어 가는 노력이 계속적으로 필요하다.

게다가 침치료의 특징 탓에 가짜침을 활용한 연구는 앞서 언급한 독일의 임상연구처럼 신중한 해석이 필요하다. 말로는 가짜침이더라도 실제로 경미한 피부자극이 시행될 경우, 생리학적 진통효과가 나타난다는 것은 실험적으로 증명되어 있다. 임상연구 결과를 숫자만으로 볼 것이 아니라 연구내용도 음미해 갈 필요가 있다. 근거 중에 가장 상위에 위치하는 체계적 문헌고찰 및 메타분석을 수없이 많이 정리해 둔 Cochrane Library를 들여다보면 불면에 대한 치료 효과에 관한 메타분석이 보고되어 있다. 결론으로 '불면증을 위한 침치료를 지지하기 위해' '논파하기 위해 충분히 엄밀하지 않음' '보다 높은 질의 임상연구가 필요하다'고 적혀있다.

뇌혈관성 치매에 대한 침치료 체계적 문헌 고찰에서는 가짜침을 사용한 이중맹검 무작위배정 비교시험(DB-RCT)이 존재하지 않아 메타분석을 시행하지 못했다고 결론짓는다. 우울증에 대한 침치료에는 메타분석이 존재하긴 하는데, 연구자는 다양한 바이어스에 따른 리스크 때문에 충분한 근거는 보여주지 못한다고 했다. 또한 식욕부진이나 변비 등 일반적인 증상에 대한 체계적 문헌 고찰, 메타분석 보고는 없었다.

이러한 보고를 보았을 때 공통적인 것은 침치료 형식 자체가 다양하고, 연구디자인이 거칠어 결론을 내기 어렵다는 문제가 반복적으로 지적되고 있다. 이렇게 아직 혼란한 상황에서 앞으로 진료가이드라인을 작성할 선생님들에게는 신중하고 적정한 판단을 부탁하면서 동시에 '정말로 고생이 많으시다'고 말씀드리고 싶다.

4. 침에 의한 생체반응 중 하나는 '혈류증대, 개선'

대부분 침치료는 통증에 적용되나, 전술한 것처럼 자율신경, 내장, 마음의 조절에도 작용이 있는 것으로 알려져 있다. 침치료를 할 때 어떤 생체반응이 나타날까? 딱 한마디로 단언할 수는 없지만, 필자 연구팀이 실제로 시행한 임상연구 결과로 알게 된 것을 소개하고자 한다.

건강 성인을 대상으로 한 교차비교시험에서 족삼리혈, 태충혈, 족삼리혈 외하방, 무자극을 시행한 결과, 소화기 상태를 조정하는 족삼리에 침자극을 시행했을 때, 소화관에 혈액을 보내는 상장간막동맥의 혈류가 유의하게 증가했다. [그림-4][20]

또한 건강 성인을 대상으로 한 RCT에서 족삼리혈, 태충혈, 족삼리 외하방, 무자극을 시행한 결과, 초조함이나 불면, 사지 냉증 등에 사용되는 태충혈에 침치료를 자극했을 때, 상완동맥 혈류가 유의하게 증가했다. [그림-5][21]

그리고 개방우각녹내장 환자에게 통상적인 안과적 치료를 유지하면서 [**그림-6**]에 보이는 장소에 침치료를 추가한 결과, 안압이 약간 내려가고, 망막이나 맥락막 혈류도 개선되는 것을 확인했다. [**그림-7**][22] 정상안압 녹내장은 안압뿐 아니라 눈의 혈류저하나 신경 취약성도 증상에 관계가 된다고 알려져 있어, 약간 안압을 낮추면서 눈에 혈액이 잘 흐르게 하는 것은 병태 진행에 예방적으로 작용한다고 생각되어 현재도 연구를 지속하는 중이다.

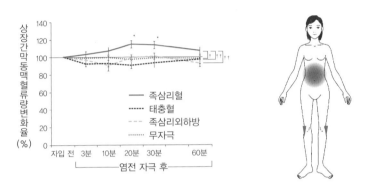

[그림-4]　하지경혈에 침자극을 했을 때 상장간막동맥의 혈류변화 〈문헌 20)에서〉

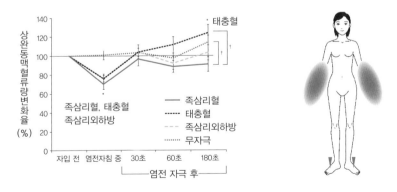

[그림-5]　하지경혈에 침자극을 했을 때 상완동맥의 혈류변화 〈문헌 21)에서〉

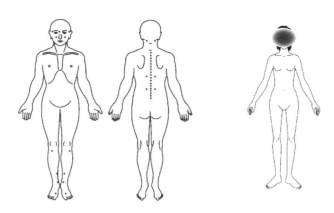

[그림-6] 개방우각녹내장의 점안액 치료에 침치료를 추가

항목	대조군			침치료군		
	안정 시	1시간 후	△수치	전	후	△수치
수축기혈압 (mmHg)	116.4±10.0	119.8±7.6	3.4±7.4	124.5±12.9	122.6±9.7	-1.1±7.9
이완기혈압 (mmHg)	69.8±6.5	68.6±3.9	-1.0±9.4	74.5±5.4	72.0±2.9	-3.0±5.5
심박수 (박/분)	61.5±7.3	60.1±8.1	-2.5±3.8	61.7±8.5	60.3±10.4	-2.4±5.5
안압 (mmHg)	16.0±4.1	17.1±4.2**	1±0.9	17.0±5.0	16.0±4.3*	-1.0±1.9 ↑↑
RI 수치						
안동맥	0.74±0.04	0.75±0.05	0.006±0.037	0.74±0.04	0.74±0.04	-0.006±0.036
망막중심동맥	0.75±0.09	0.72±0.03	-0.027±0.085	0.72±0.05	0.68±0.04*	-0.036±0.059
단후모양체동맥	0.68±0.05	0.68±0.04	0.004±0.038	0.67±0.04	0.64±0.06*	-0.032±0.054 ↑↑

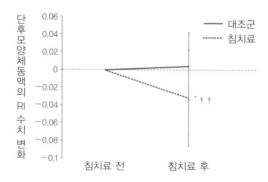

[그림-7] 개방우각녹내장 점안액 치료 중과 침치료 추가시의 비교 (위). 눈의 영양혈관의 저항수치 변화 (밑) 〈문헌 22)에서〉

초음파 도플러로 측정한 RI (Resistance Index : 저항계수) 수치는 낮을수록 흐름이 좋음을 의미한다.

경락이란 무엇인가!

침구치료에서는 경혈에 침을 놓거나, 뜸을 뜬다. 그 경혈들은 서로 연결되어 경락이라는 선을 만들어 낸다고 알려져 있다. 경(經)이 본선이며, 락(絡)은 지선이다. 현대의 일반적 해석으로는 '12개의 경맥'이 있는 것으로 되어 있다. 하지만 아무리 해부를 하더라도 경락에 해당하는 구조는 없다.

'도대체 이 경락이란 무엇일까?'를 생각할 때는 대개 《황제내경》의 내용을 거슬러 올라가보게 된다. 《황제내경》에는 경락에 대해 '경맥은 혈기를 순환시키고, 음양을 영위한다. 근골을 윤택하게 하고, 관절을 이롭게 하며, 분육을 따뜻하게…'라고 설명하는데, 이러한 작용은 현대 중의학에서 '혈'의 작용에 해당한다. 그리고 《황제내경》에는 '전신을 영양한다'라든가 '그 이상을 관찰할 때는 맥의 박동을 본다'라는 기록도 있어, 거의 '경락=혈관이라는 이미지'가 든다.

전한시대, 기원전 168년에 매장된 것으로 판명된 장사 마왕퇴 분묘에서는 지금까지와는 달리 11개의 경락을 소개한 문헌이 출토되었다. 《황제내경》은 후한 후기에 대략적인 형태를 갖추었기 때문에 그 사이에 경맥이 1개 늘어난 것이다.

그리고 이 시대까지는 아직 '침을 놓는' 치료법이 주류가 아니라, 따뜻한 돌을 사용한 **온엄법(溫罨法)** *과 나이프 같이 끝이 뾰족한 돌을 사용한 사혈이나 **절개배농** 위주였다.

아무래도 원래의 경락은 혈관이었던 것 같다. 그것을 따뜻하게 하거나, 사혈하는 치료를 반복하던 중 그런 치료의 효과가 혈관으로는 설명할 수 없는 연쇄반응을 일으킨다는 것을 체험적으로 알게 되었고, 그 연쇄반응에서 역으로 관계를 연결하는 방식으로 변해간 것으로 생각된다. 《황제내경》 중에서도 혈관에 해당되는 기록과 그렇지 않은 기록이 혼재되어 있기 때문에 그 개념의 변화는 후한시대에 일어나지 않았을까 추측된다.

그 후에는 오장육부설 등과 관련되었고, 점차 지금의 경락학설로 연결되어 지금의 경락은 "몸의 일정 부위에 자극을 가했을 때, 무언가 반응이 일어나는 지점을 연결한 것"이 되었고, 해부학적으로 '여기'라고 한정지을 수는 없다.

[이와사키 코우]

---

* 역자 주: 따뜻한 자극을 주어 염증 등을 낮게 하는 치료법으로 더운찜질에 해당한다.

5. 뜸이 가진 의외의 효과, 결핵환자에게도 효과?

뜸은 어떤 것일까? 복부가 찬 사람이 자주 복부에 '핫팩'을 붙이고 있는 모습을 본 적 있을 것이다. '배꼽을 중심으로 따뜻하게 하면, 내장도 함께 따뜻해질 것인가…?'라고 의문을 가지고 연구해 보았다. [그림-8]처럼 원판상 온열기를 사용하여 배꼽 주변을 40℃로 20분간 따뜻하게 하고, 소화관에 혈액을 보내는 상장간막동맥의 혈류를 초음파진단장치로 측정한 결과, 훌륭하게 혈류가 증가했다.[23)]

이 결과를 통해 역시나 복부표면을 따뜻하게 하면 내장도 따뜻해짐을 알수 있었다. 혈액의 흐름이 나쁘면 복부 상태가 나빠져서 복통이 생기는 것으로, 복부가 냉하며 상태가 나쁜 사람에게는 '역시 복부에 핫팩을 대는 것이 효과가 있나'고 이 연구결과를 통해 알 수 있었다.

그럼, 4장에서 배를 따뜻하게 하는 대건중탕이 나왔는데, '약을 복용해서 복부를 따뜻하게 하는 것과 피부에서 복부를 따뜻하게 하는 것에 혈류 변화의 차이가 있을 것인가?'라는 의문이 생겨 다시 한 번 비교해 보았다. 그러자 대건중탕 복용과 복부 온열자극 모두 비슷한 변화를 보이며 상장간막동맥의 혈류를 증가시킨 것으로 나타났다. [그림-9][24)]

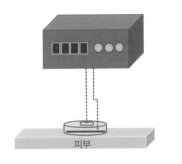
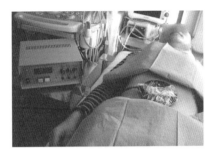

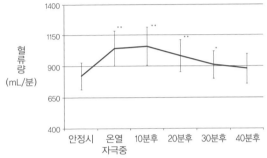

평균 ± 표준편차 표시, $^*P<0.05$, $^{**}P<0.01$ vs. 안정시

[그림-8] 복부를 따뜻하게 할 때 장기의 혈류변화 〈문헌 23)에서〉
원반상의 온열기 (위그림 2개). 소화관에 혈류를 보내는 상장간막동맥의 혈류변화 (아래그림).

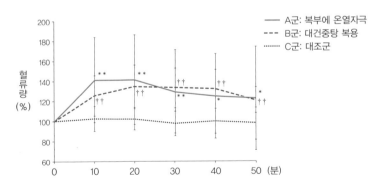

평균 ± 표준편차표시, $^{*\dagger}P<0.05$, $^{**\dagger\dagger}P<0.01$: 안정시와 비교

[그림-9] 대건중탕 복용 후 상장간막동맥의 혈류변화 〈문헌 24)에서〉

● 뜸이 이런 데도 사용된다!

현재 아프리카에서는 결핵 확산을 '뜸으로 어떻게든 해보려'는 운동이 벌어지고 있다. 목사프리카(moxafrica(https://www.moxafrica.org))라는 단체가 아프리카에서 결핵으로 고통 받는 환자들을 돕자는 취지로 '면역을 높이는' 것으로 알려진 **족삼리혈(足三里穴)**에 뜸을 뜨는 활동을 하고 있다.

족삼리혈은 《오쿠노호소미치(奥の細道)》*에서 마쓰오 바쇼가 걸을 때 뜸을 뜬 곳이라 해서 유명한 경혈로, 앞서 언급한 연구에서도 하지 침자극 장소로 사용한 부분이며,

**무릎 상태뿐 아니라
소화기계 기능을 높여주고
면역상태를 조절하며
감염증에 강하게 해준다**

등 다양한 효과가 있는 것으로 알려져 있어 양생의 한 수단으로도 널리 사용된다. 목사프리카의 대단한 점은 결핵환자를 대상으로 족삼리혈 뜸치료의 효과를 탐색한 임상연구를 대규모로 실시하고 있다는 점이다. 기존 보고에서 200명 이상의 항(抗)결핵약 치료를 받고 있는 결핵환자에게 환자 스스로 족삼리에 뜸을 뜨게 한 결과,

결핵균의 배균이 감소하고, 약제 부작용인 관절통도 완화되었다

고 보고되었다.[25] 개발도상국에서는 항결핵약의 가격이 생활비에 비해 고액이다. 또한 현재 약제내성결핵이 세계적으로 문제가 되고 있다. 배균이

---

* 역자 주; 일본의 작가 마쓰오 바쇼의 기행문이다. 1689년 3월 27일 에도를 떠나 그해 9월 6일 오가키에서 이세를 향해 출발할 때까지 약 150일 동안 2,400km에 달하는 여행 기록이다. 단순 여행 기록이라기보다는 여행을 소재로 하는 한 문학작품으로 평가받고 있다.

감소했다는 것은 주변 사람들에게 감염을 시킬 위험이 감소했다는 것으로도 연결된다. 매일 스스로 족삼리에 뜸을 뜬 것은 자가 치료행위를 한 것이기 때문에 의료비도 절감되면서 거주하는 집락에도 좋은 영향을 준 것이라고 생각되어, 다시금 뜸치료의 유용성을 재인식할 수 있었다. 현재 대규모 RCT 가 시행되고 있고, 중간 결과에서도 좋은 결과가 나오고 있다. 추후 보고를 기대해보자.

●침구치료 시 알아두어야 할 것

침구치료는 한국, 중국, 일본뿐 아니라, 아시아, 유럽, 미국, 호주, 아프리카 등에서까지 활용되고 있다. 치료하는 사람과 받는 사람들이 '신경 써서 알아두어야 할 것은?' '알아두면 좋은 것은?' 무엇일까? 지금까지 수없이 많은 침치료의 합병증이 보고되고 있는데, 대표적인 합병증 관련 보고로는 [표-3], [표-4]와 같은 보고가 있었다. [26][27]

예를 들어, 폐기종 때문에 폐 용적이 큰 데, 마르고 지방이나 근육이 적은 사람일 경우, 가슴이나 등에 침치료 시 '침이 폐에 도달하면 기흉이 쉽게 생길 수' 있으므로 주의가 필요하다. 또한 면역저하상태인 사람들은 평상시에도 감염에 약한 상황이기 때문에 침치료를 할 때는 감염관리를 철저히 하든지, 무리하지 않는 자세도 필요하다. 게다가 침치료 후 작은 내출혈이 일어나는 경우도 드물게 있기 때문에, 항응고제나 항혈소판제를 복용하고 있는지 사전에 들어두고, 만약에 그런 일이 있으면 적절한 대처가 필요하다. 요약하자면 환자의 상태, 투약상황 등을 확실히 파악한 뒤 치료에 임해야 하는 것이다.

■ 정리

전 세계적으로 침구치료는 다양한 상황에 사용되고 있다. 몸의 표면에 자극을 주어 생체반응을 일으키는 생리학적 연구도 진행되고 있으며, 임상연구도 많이 시행되고 있으나, 아직 그 결과에 관한 견해에는 이견이 있는 것이 사실이다. 한방약치료, 침구치료는 전통의학으로써 1500년 이상 역사가 있으며, 현재까지 살아남은 의학체계이다. 아직 서양의학적 방식으론 해명되지 못한 점도 많이 존재하지만, 귀중한 의료자원은 안전하고 보다 효율적으로 적절히 사용해 가야만 하며, 추후 연구의 추진과 교육의 확대도 기대해 본다.

[표-3] 침의 부작용 (전신성) 〈문헌 26)에서〉

증 상	발생환자비율※ (발생환자수/전체 침치료환자수)	비 고
피로감 권태감	8.2% (32/391)	첫 시술 시 가장 많다
졸림	2.8% (11/391)	첫 시술 시 가장 많다
주호소 악화	2.8% (11/391)	좌골신경통, 경견통, 요통, 이명 등
자침부 소양감	1.0% (4/391)	금속알레르기 의심은 제외
어지럼 흔들거림	0.8% (3/391)	
기분불량 구역	0.8% (3/391)	선 자세 또는 앉은 자세로 자침 시 자주 발생
두통	0.5% (2/391)	
흉통	0.3% (1/391)	검사에서 기흉과 허혈성심질환으로 나온 것은 제외
금속 알레르기 (의심)	0.005% (3/5,008)	자침부 발적, 팽륭, 소양감

※ 100명의 환자가 치료를 받았을 때, 각 부작용이 몇 명에서 일어났는지 표시하였다. 모든 증상은 일과성이었고, 그에 대한 의학적 치료는 필요하지 않았다.

[표-4] 침의 부작용 (국소성) 〈문헌 27)에서〉

국소증상	발생환자비율※ (발생자침수/총자침수)	비 고
미량 출혈	2.6% (781/30,338)	전체 출혈 증례의 86%가 1방울 미만, 2 방울 이상이 1%. 모든 증례에서 5분 이 내에 지혈
자침 시 통증	0.7% (219/30,338)	81%는 발침 후 바로 소실, 7%는 당분간 유지
피하출혈	0.3% (100/30,338)	68%는 직경 20mm 미만, 8%는 20~30mm
시술 후 자침부 통증	0.1% (38/30,338)	
피하혈종	0.1% (31/30,338)	74%는 직경 10mm 미만이며 무통, 13% 는 10~20mm, 통증이 있었던 경우는 혈 종 전체의 6%
침치료 중 통증, 불쾌감	0.03% (10/30,338)	발침 직후 소실

※ 100회 자침이 시행되었을 때, 각 부작용이 몇 번 일어났는지 표시하였다. 모든 증상은 일과성이었고, 그에 대한 의학적 치료는 필요하지 않았다.

고령자의 모든 증상에 대하여

고령자에서 자주 볼 수 있는 증상으로는 목 어깨결림, 요통, 불면, 식욕저하, 변비 등이 있다. 이러한 증상에 효과를 잘 내는 경혈을 꼽아보자면 목 어깨결림에는 **풍지(風池)**, 요통에는 **신수(腎俞)**, 불면에는 **신문(神門)**과 **태충(太衝)**, 식욕저하에는 **족삼리(足三里)**, 변비에 **합곡(合谷)**과 **족삼리** 등이 있다.

한방약과 비슷한 효과를 침자극으로도 보여줄 수 있는가?

《고령자의 안전한 약물요법 가이드라인 2015》[28]에도 나오는 보중익기탕(소화관을 건강하게 하여 기를 보충하는 탕)의 효과를 **보중익기법**(소화기계를 건강하게 하여 기를 돋우는 자극법)이라는 침치료 방법으로 재현할 수 있다.

보중익기탕(인삼, 당귀, 황기, 승마, 시호, 출, 진피, 감초, 대조, 생강)은 인삼, 출, 진피, 대조, 생강이 소화기계 기능을 높여주고 소화·흡수를 도우며, 기를 돋우는 역할을 담당하며 당귀로 혈을 보충하여 순환시키고 황기, 승마, 시호로 기를 순환시켜 머리에 가져다주며, 감초로 균형을 잡음으로써 전체의 효과를 발휘하도록 구성되어 있다. 비슷하게 침치료로도 족삼리와 합곡으로 소화기능을 높이고 소화·흡수를 도우며, 머리에 기를 보내주기 위해 **백회** 등을 사용하면, 비슷한 효과를 발휘할 수 있다.

약 복용을 통해 몸속에서 흡수하여 발현되는 효과를 체표면을 자극하는 것만으로 낸다는 것은 놀라운 일이다! 목사프리카에서 뜸을 떠 결핵 배균이 감소하였던 경혈이 바로 '족삼리'혈이다. 보중익기탕도 영양 상태를 개선하며, 만성 폐쇄성 폐질환 환자의 염증을 억누르는데, 보중익기법에도 족삼리가 들어있다. 공통적으로 소화기능과 면역은 핵심이며, 족삼리는 '건강을 유지하게 하며 면역력을 높이는데' 중요한 경혈이라는 것을 다시금 깨닫게 된다.

[타카야마 신]

●참고문헌

1) Takayama S, Numata T, Iwasaki K, et al: The role of integrative medicine and Kampo treatment in an aging society: experience with Kampo treatment during a natural disaster. Nihon Ronen Igakkai Zasshi. 2014; 51(2): 128-1231.

2) Takayama S, Kamiya T, et al: Report on disaster medical operations with acupuncture/massage therapy after the great East Japan earthquake. Integr Med Insights. 2012; 7: 1-5.

3) 高山眞 外2人: 동일본대지진 후에 대한 동양의학 의료활동보고. 日東醫誌2011 ; Vol. 62 (2011) No. 5 p621-626.

4) 兵頭明 外3人(監譯): 중의학 기초. 東洋學術出版, 2003.

5) Richard C. Niemtzow: Battlefield Acupuncture.

6) Richard C. Niemtzow, Gerhard Litscher, et al: Battlefield Acupuncture: Update. MEDICAL ACUPUNCTURE 2009. 21 (1).

7) Cummings M: Modellvorhaben Akupunktur - a summary of the ART, ARC and GERAC trials. Acupunct Med 2009;27:26-30.

8) Brinkhaus B, Witt CM, et al:Acupuncture in patients with chronic low back pain: a randomized controlled trial. Arch Intern Med 2006;166:450-7.

9) Linde K, Streng A, et al: Acupuncture for patients with migraine: a randomized controlled trial. JAMA 2005;293:2118-25.

10) Melchart D, Streng A, et al: Acupuncture in patients with tension-type headache: randomised controlled trial. BMJ 2005;331:376-82.

11) Witt C, Brinkhaus B, et al: Acupuncture in patients with osteoarthritis of the knee: a randomised trial. Lancet 2005;366:136-43.

12) Witt C, Pach D, et al:Safety of acupuncture: results of a prospective observational study with 229,230 patients and introduction of a medical information and consent form. Forsch Komplementmed. 2009 Apr;16(2):91-7.

13) World Health Organization: Acupuncture: Review and analysis of report on controlled clinical trials. 2002.

14) http://www.harikyu.or.jp/general/insurance.html.

15) 日本整形外科學會 / 日本腰痛學會(監修), 日本整形外科學會診療guideline委員會 / 腰痛診療guideline策定委員會(編集):요통진료 가이드라인. 南江堂, 2012.

16) 日本線維筋痛症學會(編集): 섬유근통증진료 가이드라인 2017. 日本醫事新報社, 2017.

17) 日本神經學會/日本頭痛學會(監修), 慢性頭痛 診療guideline作成委員會(編集): 만성두통진료 가이드라인 2013. 醫學書院, 2013.

18) 日本整形外科學會診療guideline委員會/上腕骨外側上顆炎guideline策定委員會(編集): 상완골외측상과염진료 가이드라인. 南江堂, 2006.

19) 日本皮膚科學會: 원형탈모증진료 가이드라인 2010.

20) Watanabe M, Takayama S, et al: Haemodynamic changes in the superior mesenteric artery induced by acupuncture stimulation on the lower limbs. Evid Based Complement Alternat Med. 2012;2012:908546.

21) Watanabe M, Takayama S, et al: Hemodynamic changes in the brachial artery induced by acupuncture stimulation on the lower limbs: a single-blind randomized controlled trial. Evid Based Complement Alternat Med. 2012;2012:958145.

22) Takayama S, Seki T, et al: Short-term effects of acupuncture on open-angle glaucoma in retrobulbar circulation: additional therapy to standard medication. Evid Based Complement Alternat Med. 2011;2011:157090.

23) Takayama S, Seki T, Watanabe M, et al: Changes of blood flow volume in the superior mesenteric artery and brachial artery with abdominal thermal stimulation. Evid Based Complement Alternat Med. 2011;2011:214089.

24) Takayama S, Seki T, Iwasaki K, et al: The herbal medicine Daikenchuto increases blood flow in the superior mesenteric artery. Tohoku J Exp Med. 2009 Dec;219(4):319-30.

25) http://moxafrica-japan.strikingly.com/.

26) Yamashita H, Tsukayama H, et al: Incidence of adverse reactions associated with acupuncture. J Altern Complement Med. 2000 Aug;6(4):345-50.

27) Yamashita H, Tsukayama H, et al: Adverse events in acupuncture and moxibustion treatment: a six-year survey at a national clinic in Japan. J Altern Complement Med. 1999 Jun;5(3):229-36.

28) 日本老年醫學會, 日本醫療研究開發機構研究費-高齡者 藥物治療 安全性 研究班編輯: 고령자의 안전한 약물요법 가이드라인 2015. 메디컬뷰사, 2015.

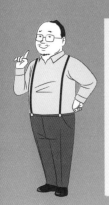

16 프레일티와 한방

이상으로 각론을 마무리하며 마지막으로 최근에 제창되고 있는 ‘프레일티(Frailty)’*라는 개념과 한방과의 관계에 대해 논하려 한다.

1. 평균수명−건강수명=‘간병필요’ 상태

저출산 고령화는 세계적 화제이며 일본은 그 선두를 달리고 있다. 2025년에는 75세 이상의 고령자가 2천만 명을 넘을 것이라 한다. 일본인의 평균수명(남성 79.64세, 여성 86.39세)과 건강수명(남성 70.42세, 여성 73.62세)의 차이는 남성에서 9.22년, 여성 12.77년에 해당하는데 (후생노동성 2008년), 이것은 곧

---

* 역자 주: Frailty는 새롭게 제창되고 있는 의학용어이다. 본문에서도 언급하고 있듯 일본에서도 초기에는 ‘노쇠’ 등으로 번역하였으나 그 의미를 모두 담지 못한다는 지적이 있었다. 이에 현재는 일본어 발음 그대로 ‘후레이루(フレイル)’라 적는다. 아직 국내에서는 통용되는 번역어가 없는 것이 현실이다. 이에 본 역자는 원어의 국문발음 그대로 ‘프레일티’로 적기로 하였다.

남성은 평균 9년, 여성은 13년간 '간병필요' 상태로 지낸다

는 의미이다. 곧 건강수명과 실제 수명 사이에는 반드시 10년 정도의 시차가 있는 것이다. 단순히 수명을 연장하는 방향만 생각해서는 이 10년이 반드시 생겨나기 때문에, 의료 경제적으로 나라의 부담이 커질 수밖에 없다. 일본의 간병 및 간병예방서비스에 필요한 비용은 '8조 엔'을 넘어서고 있어, 어떻게든 간병필요기간을 단축시키는 것이 시급한 과제로 논의되고 있다.

평균수명 – 건강수명 =
'간병필요'

2. 고령자 진료에서 프레일티라는 개념은 필수불가결

뇌졸중 같은 질환이 있으면 건강한 상태에서 간병필요 상태로 갑자기 변할 수 있겠지만, 대부분의 75세 이상의 고령자는 프레일티라는 중간 단계를 거쳐 서서히 간병이 필요한 상태로 빠져든다. **프레일티**란 고령기에 생리적 예비능이 저하됨으로써, 스트레스에 대한 취약성이 항진되어 생활기능장애, 간병수요상태, 사망 등의 전기로 쉽게 빠지는 상태를 말한다. 더욱이 근력저하에 의해 동작의 민첩성이 사라져 쉽게 넘어지게 되는 신체적 문제뿐 아니라 인지기능장애나 우울 등의 정신적, 심리적 문제, 거기에 독거나 경제적 곤궁 등의 사회적 문제도 포함한 개념이다.

영문 'frailty'를 일본어로 번역할 때, '허약, 노쇠, 쇠약, 취약' 등의 단어가 사용되었는데, 이 단어들은 노화에 의해 불가역적으로 늙어 쇠약해진 상태를 부르는 인상을 준다. 하지만 프레일티에는 그에 합당한 조치를 하면 어느 정도는 가역성이 있는 것으로 여겨지고 있다. 곧 프레일티에 빠진 고령자를 조기에 발견하여 적절히 치료하면 생활기능의 유지, 향상을 도모할 수 있다. 또한 프레일티에는 신체적인 면뿐 아니라, 정신심리적요소, 사회적 측면의 뉘앙스도 포함되어 있다. 이러한 관점에서 일본노년의학회는 영문 'frailty'의 일본어역으로 **후레이루(フレイル)***라는 용어를 제안했다. (2014년 '후레이루에 관한 일본노년의학회에서의 논의')[1]

아직까지도 프레일티(frailty) 개념이 의료, 간호종사자들 사이에서 널리 주지되어 있지 않다. 또한 그 정의와 진단기준을 세계적으로 논의하고 있지만 제대로 된 의견일치가 갖추어진 상황까지는 아니다. 하지만 프레일티 선별검사법이나 개입방법에 대한 관심은 높다. 여기에서는 아라이 히데노리(일본노년의학회 frailty 워킹 좌장) 그룹의 정의에 따라 **노화에 동반된 다양한 기능변화나 예비기능저하에 의해 건강장애에 대한 취약성이 증가된 상태**[2]로 이해해 두자.

3. 위기(胃氣) 없음을 역(逆)이라고 하며, 역한 사람은 죽는다

프레일티에 대응하는 개념으로 중의학에는 '**허증**', 특히 '**신허(腎虛)**'가 있다. 일본노년의학회가 학회회원을 대상으로 영문 'frailty'의 일본어 번역 용어에 대해 설문조사를 했을 때, 나는 '신허'라는 개념을 소개했으나, 채택되지는 않았다.

---

* Frailty를 일본어식으로 읽은 것.

프레일티는 단순한 신체적 개념이 아니며, 정신적 사회적 요소도 포함한다. 노화에 동반하여 저하된 것은 기본적으로 신기(腎氣)이겠지만, 오장이 함께 늙어 쇠약해지는 것이라고 생각하는 편이 타당하다. 예를 들어 근육감소증(sarcopenia)이라는 개념은 비기허(脾氣虛)와 깊게 관련되어 있으며, 심리적, 사회적 측면에서 주목해 보면 간(肝)이나 심(心)에 착안하여 이야기할 수도 있다.

중국 보고를 봐도 비신양허(脾腎陽虛)가 중시되고 있다. 신을 직접 다루기는 어렵기 때문에 보비(補脾)하면 좋다고 보는 것이다. 그래서 오히려 비기허가 문제가 된다고 보고 있다. 예로부터

'위기(胃氣) 없음을 역(逆)이라고 하며, 역한 사람은 죽는다' ("素問" 平人氣象論)

고 하는데, 이것은 비를 보하게 되면, 자연스럽게 일정 정도 보신(補腎)으로 이어진다는 사고방식이 아닐까? 예를 들어 북유럽에는 와상상태나 PEG가 없다고 하는데, 그것은 먹을 수 없게 되면 PEG를 설치하지 않기 때문이다. 이것은 중국 전통의학의 사고방식과 동일하다. 먹을 수 있는 동안에는 제대로 먹고, 배설할 수 있게 하는 것이 생명의 기본이며, 사람이 치료할 수 있는 것도 어쩌면 그 정도의 수준에 머물러 있는 것 아닌가 싶다.

최근 들어 **뇌장상관(brain-gut interaction)**이라 하여 소화관이 주목을 끌고 있는데, 지금까지 서양의학에서는 소화 · 흡수 기능을 단순히 원시적인 기능으로만 보아왔던 것 아닌가 싶다. 왜냐하면 죽음의 3징후를 '심정지, 호흡정지, 동공반응정지'라고 할 뿐, 거기에 위장 이야기를 하고 있지 않기 때문이다. 소화관은 지금까지의 서양의학에서는 그냥 그런저런 봉지 같은 것 정도로만 인식해왔기 때문에 위에 암이 있으면 위를 절제하면 된다든지,

담석이면 담낭을 떼내 버리면 된다고 생각해왔다. '그렇게 하더라도 인간은 살아갈 수 있으니까, 된 것 아닌가?'라는 정도의 인식이었는데, 그것은 '살아 있다'라는 정의 그 자체가 다르기 때문이다. 심장이 뛰고, 호흡하며, 뇌에 활력이 있는 한, 소화관이 움직이지 않더라도 살아 있는 것이라면 생명에서 소화관은 필수적인 것이 아니게 된다. 하지만,

'위기(胃氣) 없음을 역(逆)이라고 하며, 역한 사람은 죽는다'

고 생각한다면, 소화 · 흡수 기능이야말로 필수적이다.

4. 운기론에 따르면 '비신양허(脾腎陽虛)' 치료가 필요

중국 전통의학의 여러 이론 중 운기론이라는 사고방식이 있다. 운기론이란, 자연에는 일정한 법칙이 있으며 인간은 그 자연의 일부이기 때문에 인간도 또한 그 자연법칙에 지배를 받는다는 것이다. 자연현상을 움직이는 근본은 기이며, 인간도 자연의 기를 받아들이지 않으면 살아갈 수 없다. 그 기를 받아들이는 것은 호흡과 음식, 곧 폐나 비위밖에 없기 때문에 하나라도 멈추면 생명은 끝나게 된다. 이런 사고방식이기 때문에,

**비위의 작용이 불가역적으로 사라질 단계에서
그 사람의 생명은 불가역적으로 죽음을 향한다.**

이것이 곧, '위기 없음을 역이라고 하며, 역한 사람은 죽는다'이다. 실제로 북유럽 사람들도 고대 중국인도 그렇게 생각했던 것이다. 곧, **신(腎)**은 물론 gene이며, **선천의 장기(태어나면서 생명에너지를 가지고 있는 장기)**이지만, 인간이 대자연의 일부인 한, 대자연에서 받아들이는 에너지, 곧 **후천의 기를 담당하는 장부인 비위가 움직이지 않으면, 생명체로서는 성립**

될 수 없다는 것이다. 그래서 전략으로서 보신(補腎)도 중요하지만, 보비도 중요하다는 것이다. 비신양허의 치료가 필요하며 비위가 보존되면 최소한의 ADL은 보존된다. 그것을 생각하지 않고, 신만을 열심히 치료해서는 좋은 결과를 얻기 힘들다. 토대가 되는 비위가 바로 서지 않으면 아무리 신을 보하더라도 좀처럼 좋아질 수 없기 때문이다.

치매 치료약 개발이 계속해서 실패를 답습하는 것을 보고 이야기하자면, 무언가에서 의료에 한 획을 그어야 하는데, **비위의 작용이 불가역적으로 생명을 유지할 수 없는 단계에 이르렀을 때는 그것을 한 개의 수명으로 간주하는** 사고방식이 앞으로는 나와도 좋지 않을까 필자는 생각한다.

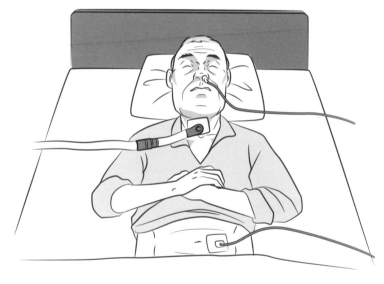

자연 속의 인간이란…?

어쨌든 오장을 나누어 생각하는 것은 서양의학이 뛰어나므로 그쪽에 맡겨두는 편이 좋다. 전통의학측에서 제기하지 않으면 안 되는 것은 운기론이 아닐까 싶다. 서양의 '인간은 사회의 일원으로만 살아갈 수 있다'라는 견해는 매우 정직하며, 이것은 전통의학에 빠져 있는 부분이다. 반면 전통의학에서는 '인간은 자연의 일부로써만 살아갈 수 있다'라는 견해를 가지고 있는데, 이것이 **운기론**이다.

지금처럼 자연에서 단절된 상태로 몇 개의 관에 연결되어 심장을 움직이더라도 그것은 운기론의 입장에서 보면 '살아 있다고는 할 수 없다.' 원래부터 자연의 일부인 목숨이 자연에서 완전히 분리되어 마치 세포가 샬레에 들어가 배양되는 것과 비슷한 형태로 존재하더라도 그것을 살아 있다고 할 수 있다고 할 것인가와 같은 이야기이다. 서양에서 사람은 사회의 일부라고 이야기했다면, 전통의학에서는 자연의 일부라고 한다는 문제제기를 하며 그때 운기론을 들고 나오면 좋지 않을까 한다. 이렇게 함으로써 전통의학의 축적되어 온 지혜를 현대의학에 살아나게 할 수 있겠다.

[이와사키 코우]

●**참고문헌**

1) https://www.jpn-geriat-soc.or.jp/info/topics/pdf/20140513_01_01.pdf

2) https://www.jpn-geriat-soc.or.jp/publications/other/pdf/review_51_6_497.pdf.

마치며

이 책은 일본노년의학회가 2015년 출간한《고령자의 안전한 약물요법 가이드라인 2015》에 준함과 동시에 가이드라인에는 쓸 수 없었던 내용을 보충하는 형태로 고령자 의료에 관련된 한방초학자를 대상으로 집필했다. 나는 오랜 기간 한방의 근거 구축에 관한 일을 해왔으며, 다수의 영문논문과 총론을 집필했지만, 이 내용들을 정리한 단행본을 쓴 것은 이번이 처음이다. 여러모로 용의주도하지 못한 면이 분명 있을 것이다. 사실, 한방을 그다지 잘 모르는 임상의들을 근거로 납득시키면서 본래 한방약의 전통의약품으로써의 특징도 이해시키려 했으나, 이런 의도는 매우 이율배반적인 것으로 제대로 잘 해내었는지 자신은 없다. 이 책보다 앞서 나온 모든 책들과 비교해 읽으면서 이런 식으로 해보면 어떨까 생각하며 써보았다. 다만 이와타 켄타로 선생께서 훌륭한 프롤로그를 적어주어 이 책의 방향성이 처음부터 확실히 드러나지 않나 싶다. 이와타 선생에게 깊은 감사의 인사를 전한다. 또한 침구에 대해서는 타카야마 신 선생이 집필해 주었다. 그는 의사이면서 침구에 통달한 보기 드문 사람이다. 그리고 단순히 임상에만 우수한 것이 아니라, 침구의 근거를 조금씩 세상에 내놓고 있는 연구자이기도 하다.

이 책을 집필하면서 이미 많은 참고문헌을 달아두었지만, 그 외에《상한잡병론 (원서명: 傷寒雜病論)》(일본한방협회학술부편, 동양의학출판사 1990),《신장판중의학입문 (원서명: 新裝判中医学入門)》(고베중의학연구회편저, 동양의학출판사, 2013),《중국의학의 역사 (원서명: 中国医学の歴史)》(전유강(伝維康) 외, 동양의학출판사, 1997),《도해입문 알기 쉬운 황

제내경의 기본과 구조 (원서명: 図解入門よくわかる黄帝内経の基本としくみ)》(사고우 마사미, 히데카즈시스템 2008),《임상력을 단련하는 상한론 읽는 방법 50 (원서명: 臨床力を磨く傷寒論の読み方50)》(배영청(裵永清) 외, 동양의학출판사, 2007),《오십이병방 (원서명: 五十二病方)》(코소토 히로시, 하세베 에이치, 마치 센주로 저; 마왕퇴출토문헌역주업서편집위원회편, 토호서점, 2007)을 추가 참조했다. 각 편저자들에게 감사의 인사를 올린다. 좌전(左典) 해설 시에는 카시마 마사유키 선생으로부터 막대한 가르침을 받았다. 또한 이 책의 출판을 맡아주신 마루젠출판주식회사 호도타 야스히로 씨에게 인사의 말씀을 전한다.

이 책은 일본의 임상의사가 대상이지만 중성약에 대해도 상당한 분량을 할애했다. 세계는 넓지만, 일본의 한방은 상당히 갈라파고스화 되어 있다. 최근 50년간, 일본의 의료용 한방엑기스제가 보험등록 되어 있긴 했지만, 신약은 한 개도 나오지 않았다. 사실 이건 너무 어이없는 일이다. 전통은 진보 발전해야만 전통인 것이다. 신약이 나오지 않는 의학 따위는 점차 소멸되지 않을 수 없다. 저자 중 한 명인 이와사키는 한 때 일본동양의학회 대의원, 전문의제도 도호쿠지구 위원장 겸 도호쿠 지부부지부장 등을 역임했으나, 그런 일본한방의 현상에 경종을 울린 끝에 상층부와 멀어져 학회에서 나오게 되었다. 한탄스러운 일이다. 지금은 세계적으로 전통의학이라고 하면 우선 'traditional Chinese medicine'을 이야기한다. 일본한방 같은 것은 발끝에도 미치지 못한다. 중의학에 대해 어떻다고 이야기하기 전에 우선 스스로의 상황을 되돌아볼 필요가 있다. 이 책은 그러한 문제의식을 강하게 가진 저자들이 쓴 것으로 결코 중용을 노리고 있지 않다. 독자들은 이 책을 고령자 의료에서 한방의 'how to 책'으로 받아들여주길 바란다.

중국 전통의학은 수천 년(3000년인지, 4000년인지, 세는 방법에 따라 다르지만)의 역사를 가지며, 견당사에 의해 일본에 도입되어 일본에서도 발전을 이어가며 다시 천수백 년이 경과했다. 하지만 본문에도 적었던 것처럼 일본에는 일본 독자적인 전통의학을 통일 발전시킬 수 있는 토대가 마련되어 있지 못하다. 라멘가게처럼 여러 학파들이 본가, 본류, 원조라며 다투고 있지만, 모두 큰 근거는 없다. 어떻게든 하지 않으면 그러는 중 일본에서도 전통의학은 중의학에 흡수되어 버릴 지도 모른다. 무엇보다도 국가가 빨리 전통의학을 공식의학으로서 인정하는 것이 가장 중요하다. 일본처럼 침구, 안마를 법률로 '의료유사행위' 등으로 규정해서는 안 된다. 세계적으로 침구는 버젓한 의학이며 PubMed에서 acupuncture로 검색하기만 해도 2만 5천 건이 나온다. 일본 내의 이해관계 때문에 보험진료에서 침구를 의사가 할 수 없게 한다든가, 방해하는 것을 내버려 두게 되면, 일본은 완전히 세계에서 고립된다.

어떻게든 하지 않으면 안 된다!!!

저자를 대표하여 **이와사키 코우**

역자 후기

이 책의 대표저자 이와사키 코우 선생은 사실 한방약 관련 임상연구에 조금이라도 관심이 있으신 분이라면 어디선가 그 이름을 본 적이 있을 것입니다. 자신의 연구결과를 중심으로 이와 같은 단행본을 엮을 정도이니 웬만한 일본산 한방약 임상시험 논문에는 그의 이름이 들어있는 것은 당연하겠죠. 저는 이전부터 그의 연구를 통해 많은 도움을 받아왔고, 그래서 이 책이 나왔다는 정보를 접한 뒤, 단숨에 구입 그리고 독파했습니다. 그동안 쭉 보아왔던 근거들을 제시한 내용이었던 관계로 무엇보다 읽기 편했고, 동시에 현대과학을 해가는 의학자가 한방의학에 정통하면 어떤 식의 사고를 하는 가를 볼 수도 있었습니다. 사실 근거도 근거이지만, 후자 때문에 이 책을 번역하기로 마음먹었습니다.

"고령자 한방진료"라는 제목으로 번역될 이 책은 고령사회를 앞두고 있는 이 한국사회에서 우리 한의사들의 진료가 어떤 방향으로 나아갈지에 대한 방향을 제시해주지 않나 생각합니다. 가까운 나라이면서 우리보다 고령사회를 먼저 경험한 일본에서 고령자 진료에 있어 한방약 관련 근거를 어떻게 축적해왔는지, 어떤 분야에 관심을 기울였는지를 엿볼 수 있는 것만으로도 이 번역서는 가치가 있으리라 생각합니다.

"전통은 진보 발전을 해야만 '전통'이다."

이 책을 쓴 이와사키 선생의 말입니다. 맞습니다. 선인들이 물려준 유산을 그대로 사용하기만 할 것이 아니라 발전시켜야 합니다. 새로운 한약제제

개발도 좋지만, 지금까지의 응용범위를 한층 넓혀가는 것도 진보 발전이며, 서양의학이 주류인 이 상황에서 보완 대체의학으로써 새로운 치료 방향을 제시하는 것도 전통의학의 진보 발전이라고 생각합니다. 그렇기에 연구를 하는 연구자 뿐 아니라 일선 현장에서 임상을 하는 한의사들 역시 전통의학 진보 발전의 주역이 될 수 있다고 생각합니다.

많은 분들에게 도움이 되길 바랍니다!

회기동 연구실에서

역자 **권승원**

● 역자 약력 **권승원**

한의학박사. 경희대학교한방병원 중풍센터 조교수.

한방내과 전문의로서 순환/신경내과 전공이다. 현재는 경희대학교한방병원 중풍센터에서 뇌혈관질환(뇌졸중, 중풍), 동맥경화 진료를 담당하고 있다.

미국신경과학회, 세계뇌졸중기구, 대한한의학회, 대한한방내과학회, 일본동양의학회 회원이며, 대한중풍순환신경학회 이사를 맡고 있다.

번역서로《뇌졸중 재활, 이렇게 일어나 걸어보자!》《하지불안증후군》《경락경혈103》《혈관을 단련시키면 건강해진다》《플로차트 한약치료》등 다수가 있다.

고령자 한방진료

2018년 11월 12일 1판1쇄 발행

지은이   이와사키 코우 · 타카야마 신 · 이와타 켄타로
감수자   이와타 켄타로
옮긴이   권승원
발행인   최봉규
발행처   청홍(지상사)
출판등록 1999년 1월 27일 제2017-000074호

주소   서울 용산구 효창원로64길 6(효창동) 일진빌딩 2층
우편번호 04317
전화번호 02)3453-6111 팩시밀리 02)3452-1440
홈페이지 www.cheonghong.com
이메일   jhj-9020@hanmail.net

한국어판 출판권 ⓒ 청홍(지상사), 2018
ISBN   978-89-90116-83-3 93510

이 도서의 국립중앙도서관 출판시도서목록(CIP) e-CIP홈페이지(http://www.nl.go.kr/ecip)와
국가자료공동목록시스템(http://www.nl.go.kr/kolisnet)에서 이용하실 수 있습니다.
(CIP제어번호: CIP2018031108)